作りおきで、
かんたん！

「腹ペタ」スープ
ダイエット

藤井香江
Kae Fujii

講談社

はじめに

　私は今から20年ほど前、**身長160cm、体重70kg**の肥満体型でした。その後、**半年で20kgのダイエットに成功**し、20年以上**体重をキープ**しています。2011年にはその経験を綴った『酵素たっぷりで「やせ体質」になる！「朝ジュース」ダイエット』、その翌年には『デトックス＆脂肪燃焼 ダブル効果でやせる！ 朝ジュース×夜スープダイエット』という本を出版しました。そして40歳直前、2度の出産を経験し、現代医学では治らない病気の疑いに苦しんだにもかかわらず、今も健康なからだを保つことができています。その体験を伝えた多くのママや読者から大反響をいただき、執筆したのが本書です。

　本書のテーマは「**一生太らないからだを手に入れる**」こと。その根底には「**毎日の食事作りを楽にしたい**」という壮大なテーマがあります。日々の仕事が忙しいキャリアウーマン、子育て中のママ、一人暮らしの男性・女性、若い夫婦、二人暮らしのおばあちゃん、おじいちゃん。誰もが、普段の生活に追われ、毎日の食事作りが辛いといいます。だから、ついつい便利なスーパーの総菜やコンビニ弁当、レトルト食品で食事を済ませてしまう。お腹が空くと市販のお菓子をドカ食いしたり……。でも、誰もが本当は「これでいい」なんて思っていないし、その食生活に罪悪感さえ抱いています。

　太ってしまう根本的な原因は、この食習慣にあります。**代謝を上げるために必要な栄養素を摂る食生活さえ身につければ、その人らしい、心地よいからだになることができる**のです。
　私自身、毎日の深夜労働に2人の子育て。重度の食物アレルギーの子どもと夫の食事。来る日も来る日も、食事のことばかり考えて、自分の食事は疎かに、好きだった料理さえも「面倒くさい」「辛い」と感じるようになりました。

でも、やっぱり市販の総菜や外食ばかりの食生活では、気持ちが落ち着かないし、経済的にも続かない。夫ともケンカが絶えず、離婚寸前までいきました。わかったのは、**毎日の食事がきちんとしていないと、なんだか居心地が悪い**、自分自身にも暮らしにも自信が持てず、未来への不安を感じずにはいられない、ということ。

私は「**作る人がストレスなく、食べる人の健康も守れる食事**を提案したい」と何年も研究を続け、ようやくたどりついたのが「腹ペタ」スープです。このスープは材料をお鍋に入れて30分ほど煮れば完成。炊飯器でも作れます。調味料を加えて温めるだけで、本当に簡単。おいしくて何だかホッとして、幸せな気分になれる。疲れたからだにスーッと染みわたり、**細胞がぐんぐん元気に、からだがキレイになる**感覚。私自身、普段の食事はがんばらない、スープにご飯があればいい、と決めてから自然に3kg減。夫も子どもも穏やかになり、暮らしが楽しいものに変わりました。

毎日忙しい私たちに必要なのは、からだを癒やす・整える食事です。**食事作りは無理してがんばらない。**日々、穏やかな心で、一喜一憂しない。「腹ペタ」スープはあなた自身を、そして愛する大切な人を守り、**毎日を楽しく心地よく生きるための底力となるもの**です。私のささやかな願いを込めた「腹ペタ」スープがみなさまのお役に立てれば、これ以上うれしいことはありません。さあ、一緒に「腹ペタ」スープダイエットを始めましょう。

藤井香江

contents

2 はじめに

part 1
基本の「腹ペタ」スープ

8 「腹ペタ」スープがダイエットのお悩み、ぜ〜んぶ解消します!!
10 やせない原因は「食べ過ぎ」ではなく「栄養失調」
12 最強のダイエット食「腹ペタ」スープ5つのキーワード
14 「腹ペタ」スープの基本ルール

16 腹ペタスープの素を作りましょう!
腹ペタスープの素に使う6つの最強野菜の栄養パワーを大公開

18 食べるほどにやせる! 腹ペタスープの素の作り方

20 電子レンジでチンするだけ!
"味チェン"で、毎日でも飽きない「腹ペタ」スープ七変化!

22 * 脂肪燃焼! 基本の「腹ペタ」スープ
23 * 具だくさんみそ汁
24 * すまし汁 三つ葉仕立て
25 * ピリ辛サンラータン
26 * こってり濃厚! チーズミルクスープ
27 * イタリアン風トマトスープ
28 * アジアン タイ風スープ
29 * スパイシーカレースープ

30 脂肪燃焼だけじゃない +1食材で「悩み」も解消!
30 * 磯の香りのり1枚スープ
31 * とろとろ温玉スープ 山椒風味
32 * 毒出しきのこスープ
33 * ビタミンB群で代謝アップ! ほうれんそうスープ
34 * 豚のポン酢スープ わさび風味
35 * ささみのゆずこしょうスープ
36 * 厚揚げのごまみそ汁
37 * 鮭中骨の三平汁
38 * 海鮮の豆乳スープ

39 ★ ツナの洋風スープ
40 ★ キムチの韓国風ピリ辛汁
41 ★ 牛ひき肉の麻婆風スープ
42 コラム「腹ペタ」テク① ダイエットに効く いつでもスープが作れる！
ストック乾物コレクション

Part 2
「腹ペタ」スープ　ダイエットプログラム

44 短期決戦だから頑張れる。「週末3日間コース」&「王道2週間コース」
46 「週末3日間コース」の強い味方！ 朝用クレンズポタージュの作り方
48 すっきり毒出し！「週末3日間コース」
50 ランチ自由で無理なく続けられる「王道2週間コース」
51 飲み会があっても心配ナシ！ 脂肪燃焼リセットプログラム
52 「腹ペタ」スープでやせた！ 体験1ヵ月"腹ペタ"レポート
56 コラム「腹ペタ」テク② ご飯を食べてもやせる！ 炭水化物はアレンジ次第
58 コラム「腹ペタ」テク③ "ベジヌードル"で大満足！ かさ増しテクニック
60 コラム「腹ペタ」テク④ お酒は選び方が大事 飲んでも太らない！ お酒対策

Part 3
目的別スペシャルミックス「腹ペタ」プレミアムスープ

62 目的別スペシャルミックス
美と健康の「腹ペタ」プレミアムスープ
64 抗酸化成分の宝庫！ **アンチエイジング「腹ペタ」プレミアム**
66 ★ アンチエイジング「腹ペタ」スープ
67 ★ アボカド in メキシカンスープ
68 目指せ美腸！ 毒出し成分の宝庫 **乾物デトックス「腹ペタ」プレミアム**
70 ★ 乾物デトックス「腹ペタ」スープ
71 ★ 高野豆腐で毒出しスープ
72 体脂肪撃退！ ネバネバ成分の宝庫 **血糖値下げ「腹ペタ」プレミアム**
74 ★ 血糖値下げ「腹ペタ」スープ
75 ★ 梅干しと昆布のお茶漬けスープ麺
76 コラム「腹ペタ」テク⑤ ガマンしない ダイエット中のおやつ

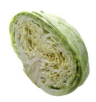

Part 4
「腹ペタ」スープだけじゃない！ 美と健康のスープレシピ

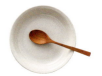

朝スープ
- 78 * トマトとレタスと卵のスープ
- 79 * もずく酢ですっぱいスープ
- 80 * じゃこと青ねぎの梅汁
- 81 * とろとろ韓国風納豆汁

ランチスープ
- 82 * ベトナムの味 鶏肉のフォー風スープ
- 83 * コロコロ野菜の和風スープ ゆずこしょう風味

深夜スープ
- 84 * ふわふわ卵の即席かきたまスープ
- 85 * とろろ昆布ともみのりの梅汁
- 86 * 丸ごとトマトのくずしスープ
- 87 * ほっこり豆乳の湯豆腐

冷たいスープ
- 88 * おろしトマトの宝石スープ
- 89 * ネバトロ野菜と温玉の冷製スープ
- 90 コラム「腹ペタ」テク⑥ 切って冷凍するだけ。いつでもスープを作れる！ ストック野菜コレクション
- 92 コラム「腹ペタ」テク⑦ 空腹感をガマンしない ダイエット中のおやつ

- 94 参考文献

本書のきまり

・計量の単位は、大さじ1＝15㎖、小さじ1＝5㎖、カップ1＝200㎖です。
・電子レンジの加熱時間は、出力600Wの場合の目安です。足りなければもう少し加熱するなど、様子を見ながら行ってください。
・材料の個数や本数などの分量は目安です。とくに分量が味に影響するものについては、重さ（g）、体積（㎖）を併記しています。重さは正味量です。
・本書は、一個人のダイエット例をご紹介しています。病気の治療や改善のためのものではありません。

Part 1
基本の「腹ペタ」スープ

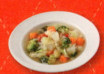

「腹ペタ」スープがダイエットの

どんなダイエットも失敗、リバウンドの繰り返し……。そんな人でもラクラクやせる究極の簡単

生活が不規則、深夜の食事で太るばかり。

間食がやめられない。

今までのダイエットでは結果が出ない。

40代、代謝が落ちて年々体重が増加。

食べては太る→後悔の繰り返し。

イライラして、過食に走ってしまう。

忙しくて料理をする暇がない。

お悩み、ぜ〜んぶ解消します!!

ダイエットメニューを開発！"人生が変わる"最後のダイエットをご紹介します。

- からだによい食事をとりたいけど、料理が苦手。
- 運動なしでやせたい。
- 糖質オフでリバウンド。
- 産後体型が少しも戻らない。
- 栄養バランスを考えているのに、全然やせない。
- やせたらげっそりするのが怖い。
- 腹八分目より、お腹いっぱい食べたい。

やせない原因は「食べ過ぎ」ではなく

✕ 太る食事

コーンポタージュ

ポテトサラダ

スパゲッティ
ナポリタン

糖質＋脂質のメニューだと、代謝を上げる栄養素が不足!

太る人は炭水化物中心の、安価ですぐ食べられるものを選ぶ傾向があります。パスタ、牛丼、コロッケなどのコンビニ食やスーパーの総菜は、糖質、糖質＋脂質の組み合わせが多く野菜不足。栄養バランスが悪く、代謝を上げる栄養素の不足が太る原因に。

高カロリー・高糖質のナポリタン。炭水化物が多いポテトサラダは糖質＋脂質の組み合わせ。代謝を助ける栄養素、ビタミン・ミネラルが不足。

「栄養失調」

やせる
食事

納豆キムチ

腹ペタスープ

代謝を助ける
ビタミン・ミネラルが豊富

やせない原因は栄養失調。代謝を上げる栄養素が摂れる「腹ペタ」スープなら、食べるほどにやせる力がアップ！　毎晩1皿以上、「腹ペタ」スープは食事制限がないから、ガマンとも無縁です。過食や飲み会の翌日もこのスープでリセットできます。

脂質、糖質はからだに必要不可欠ですが、やせるには栄養バランスが大事。カラフル野菜の栄養が詰まった「腹ペタ」スープなら無理なく体重減。人生最強の相棒です。

最強のダイエット食「腹ペタ」スープ

食べるほどに美しくやせる！ リバウンドなし！ 年齢・体質・性格関係なし！
不思議なパワーを秘めた「腹ペタ」スープ。その理由と効果をご紹介します。

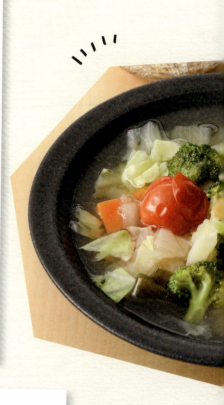

Keyword 1
"やせる栄養"

**カロリーを燃やすビタミンB群
野菜の抗酸化パワーで肥満撃退！**

食べた分のカロリーを燃やすビタミンB群。代謝の低下を防ぐ抗酸化物質。この2つの栄養素不足では、いくら糖質オフを心がけても健康的にはやせません。太る原因の1つ目はカロリーオーバー。2つ目はやせる栄養素の不足により、体内にカロリーが余るケース。つまり、食べ物をうまくエネルギーや体温に変換できないからやせないのです。特に白米などの糖質代謝を助けるビタミンB_1、揚げ物などの脂質代謝を助けるビタミンB_2など、スープなら熱に弱い栄養素も丸ごと、量も摂取できる！ カラフルな色の野菜がもつ抗酸化物質は老化・肥満を防ぎ、若々しく美しくやせる最強の味方です。

Keyword 2
食物繊維

老廃物を徹底除去するデトックス効果

豊富な食物繊維で、腸内の毒素や老廃物を排出し便秘も解消。太る原因となる血糖値上昇を抑えたり、余分な脂肪をからめ出すパワーに注目！ お腹に溜まるので空腹による過食を防げます。

5つのキーワード

Keyword 3
腸を温める

代謝が落ちる40代以降は要注意 腸を冷やさないのがカギ

加齢とともに冷たいものを食べるとお腹が張ったり、ゴロゴロして下痢や体調不良に。減量には生野菜が有効ですが、腸が好むのは「温かいもの」。腸を温めると免疫力や代謝がアップし、やせやすくなります。

Keyword 4
簡単

簡単にできて作りおきOK レンチンでアレンジも自在!

切った野菜をお鍋に入れ、30分ほど火にかければ完成する「腹ペタ」スープ。冷蔵5日間、冷凍3週間。作りおきOKだから、疲れた日の食事にも重宝。食べても太らない!

Keyword 5
おいしい!

やみつき"無制限"スープ 食べるほど食べたくなる

「腹ペタ」スープはおいしいだけじゃなく、アレンジも自在。味つけや食材追加も自由で飽きずに毎日食べられます。幼児食、介護食にもぴったりな、"家族を守る"万能スープです。

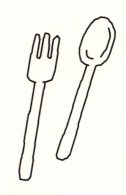

「腹ペタ」スープの基本ルール

Rule 1

夕食を「腹ペタ」スープに かえる

夕食として「腹ペタ」スープを食べます。基本は寝る3時間前までに食事を終えること。糖質オフを心がけて18〜20時ならたんぱく質も◎。深夜は眠りの質を上げるホットミルク、具なしスープなど、胃腸に負担をかけないようにしましょう。

Rule 2

お腹いっぱい食べる

「腹ペタ」スープは何皿食べてもOK！ 理想は2皿以上。食べるほどにやせる力が高まります。お腹が満たされれば、空腹によるドカ食いや精神的なイライラも解消。小腹が空いた、おやつを食べたくなったとき、スープを1皿食べてから考えると、栄養が満ち足りて甘い物への欲求がおさまります。

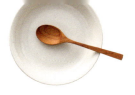

食べるだけで「やせ力」を最大化!

☑ しっかり食べる。

やせない原因の一つはやせる栄養素の不足。「腹ペタ」スープを毎晩1皿以上、しっかり食べることでやせる力が高まります。少食なのにやせないのは食事を体温やエネルギーにかえる栄養素の不足です。

☑ ぐんぐん燃やす。

脂肪を燃やす最強野菜の組み合わせだから、食べるほどに、脂肪燃焼効果が高まります。からだがポカポカ温まり冷えも解消。代謝が落ちやすい40〜60代でも自然に美しくやせることができます。

☑ どっさり出す。

腸内の毒素や老廃物など、からだに不用なゴミを出し切ることで代謝がアップ! 水溶性食物繊維と不溶性食物繊維の2つの力で体内の不用物を一気に排除。便秘を改善することで、やせるからだがつくられます。

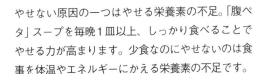
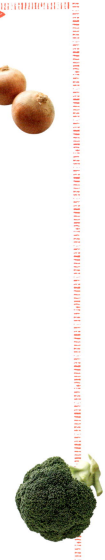
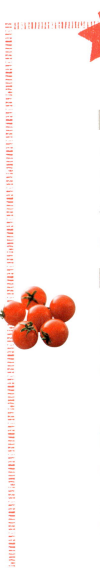

腹ペタスープの素を作りまし

腹ペタスープの素に使う6つの最強野菜

通年手に入る安い食材だから続けられる！やせるパワーを秘めた最強の食材をご紹介します。

にんじん

免疫力を高めるβ-カロテンがたっぷり。皮膚の新陳代謝を活発にして肌老化を防ぐ。疲れ目やアンチエイジングに。

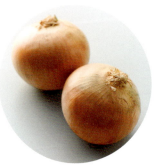

玉ねぎ

抗酸化力のあるファイトケミカルで新陳代謝を活発に。辛み成分の硫化アリルは血液をサラサラに。血糖値も下げる。

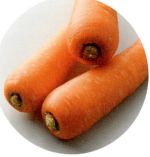

キャベツ

胃の粘膜を丈夫にするビタミンUが豊富。胃潰瘍などの回復にも○。造血ビタミン、葉酸や美肌をつくるビタミンCも。

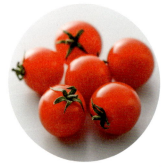

プチトマト

赤い色素のリコピンはシミの素、メラニンの生成を促す活性酸素を抑制し美肌に効果大。ビタミンやミネラルも多い。

ブロッコリー

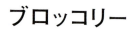
200以上のファイトケミカルを含む野菜の王様。有害物質を解毒する酵素を活性化。二日酔い対策にも効果を発揮。

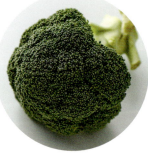

大根

便のカサを増やし、腸の運動を活発にする不溶性食物繊維が豊富。大根の栄養が凝縮された切り干し大根もおすすめ。

よう!
の栄養パワーを大公開

(最強野菜にプラスしてやせパワーアップ)
一緒にスープに加えることで、さらなる効果が期待できます

＋しょうが
血行を促進して冷えを改善。新陳代謝を活発にして脂肪燃焼や便通改善、健胃にも。

＋自然塩
ミネラル豊富な岩塩、海塩などの自然塩。全身のミネラルバランスを整える。

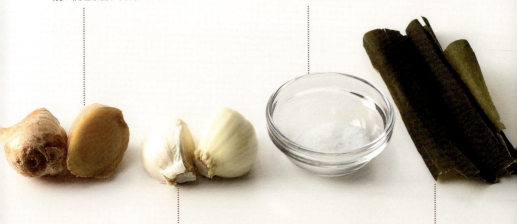

＋にんにく
におい成分アリシンは代謝を活発にして免疫力を強化。疲労回復にも効果を発揮。

＋昆布(海藻類)
ミネラルと食物繊維を豊富に含む昆布。基礎代謝を高めるヨードは免疫力強化に効果的。

食べるほどにやせる！
腹ペタスープの素の作り方

材料（5食分）
玉ねぎ……大2個
にんじん……大1本
キャベツ……¼個
大根……¼本
ブロッコリー……1個
プチトマト……5〜8個
にんにく……1かけ
しょうが……1かけ
昆布（6cm角）……2枚
水……150mℓ
塩……小さじ½

※にんにくは苦手なら、入れなくてもOK。にんにく、しょうがはチューブタイプのものを使う場合、にんにく小さじ1（2〜3cm）、しょうが大さじ1（4〜5cm）を目安にしましょう。

上記の分量が鍋に入りきらない場合は2回に分けて作ってください。

大根の代わりに、水でもどした切り干し大根1袋（30g）を使うのもおすすめ。

ブロッコリーの色を彩やかに仕上げたい場合は、火を止める3分前に作り方の**2**のところで鍋に加えます。

水溶性のビタミンB群は熱に弱いが、熱を加えることで材料のかさが減り、多少ビタミンが失われたとしても、たくさん食べられます。

作り方

1 切る

玉ねぎ、にんじん、キャベツ、大根はそれぞれ1.5cm角に切る。ブロッコリーは小房に分ける。にんにく、しょうがは薄切りにする。

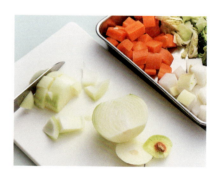

らくらくテク

炊飯器を使えば、スイッチオンでらくらく完成！

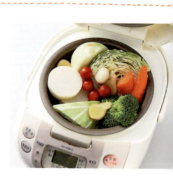

1 切る
野菜はすべて大きめに切る。

6つの最強野菜を切って煮るだけで、野菜の栄養パワーを閉じ込めたミラクルスープが完成！作りおきOK！低カロリーでアレンジも自在な、一生食べられるおいしいスープ。

2 煮る

大きめの鍋に1とプチトマト、昆布、分量の水を入れて、全体に塩をふる。ぴったりとふたをして中火で加熱し、グツグツしてきたら弱火にして30分ほど煮る。※昆布は水に浸るように入れる。

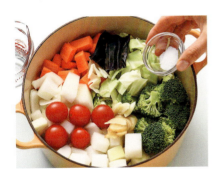

3 完成

火を止め、そのまま10分ほど蒸らしたら完成。

\ 完成 /

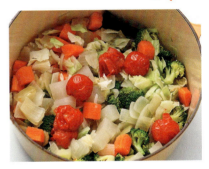

2 炊飯器で炊く

塩以外の材料を炊飯器に入れ、最後に塩をふり入れたら「普通炊き」にする。昆布は下に入れる。炊飯器に入りきらないときは2回に分けるか、ブロッコリー、キャベツ、プチトマトは別にして電子レンジなどでやわらかくなるまで加熱する。

炊飯器から取り出し、冷ましてから食べやすい大きさに切る。

■■■■■ 保存方法 ■■■■■

粗熱をとり、昆布は食べやすい大きさに切って、保存容器に入れ、冷蔵庫で保存する。冷凍の場合は、1食分ずつ保存袋に分けて冷凍し、食べるときは冷蔵庫で自然解凍、または電子レンジで5分ほど加熱してから調理する。

(保存期間)

冷蔵5日間　　冷凍3週間

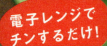

電子レンジで
チンするだけ！

"味チェン"で、毎日でも飽きない
「腹ペタ」スープ七変化！

好みの調味料を「ちょい足し」するだけで、いろいろな味を楽しめる「腹ペタ」スープ。おいしいのはもちろん、加える調味料により、味は自由自在。鍋で温めてもOK！気楽に続けられるスープだから、成功者が続出。「腹ペタ」効果抜群の厳選メニューをご紹介します。

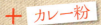

＋ カレー粉
脂肪を燃やすスパイシー調味料。フライパンで軽くいると風味アップ。

＋ トマトジュース
脂肪燃焼パワーがあるトマト果汁。酸味とうまみでおいしさアップ。

＋ 白だし
和風だしに白しょうゆなどの調味料を加えた万能調味料。香りに癒やし効果も。

＋ みそ
大豆を発酵させて造るみそ。酵母菌の力でアミノ酸やビタミン類が倍増。

＋ ナンプラー
魚と塩と一緒につけ込んだタイのしょうゆ。豊富なアミノ酸でうまみたっぷり。

＋ 酢
酢のクエン酸は血糖値を下げる働きや疲労回復、代謝を高める作用も。

＋ チーズ
少量で効率よく栄養を摂れる乳製品。濃厚なコクと香り、うまみをプラス。

パワーアップ！のプラス調味料

脂肪燃焼！ 基本の「腹ペタ」スープ
スープの素に調味料を加えて温めるだけ

材料（1皿分）
* 腹ペタスープの素……カップ1
好みのスープの素（鶏がらスープやコンソメなど）……小さじ½〜1
水……150mℓ

作り方
1 耐熱の器にすべての材料を入れ、ふんわりラップをして電子レンジで2分30秒ほど加熱し、混ぜる。

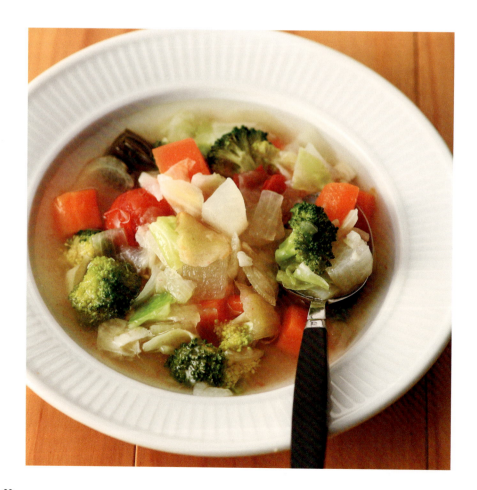

+みそ

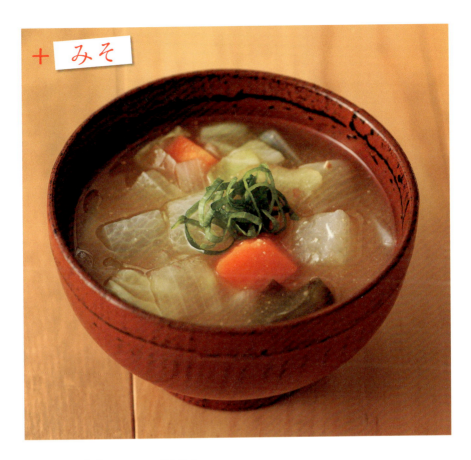

具だくさんみそ汁
みそに含まれる善玉菌で、腸内バランスを整える

材料（1皿分）
- ★ 腹ペタスープの素……カップ1
- みそ……大さじ½
- 和風だしの素……小さじ¼
- 水……150mℓ
- 青ねぎ（刻む）……適宜

作り方
1. 耐熱の器に青ねぎ以外の材料を入れ、ふんわりラップをして電子レンジで2分30秒ほど加熱し、混ぜる。
2. 椀に1を盛り、好みで青ねぎを加える。

七味唐辛子
唐辛子のカプサイシンは脂肪燃焼やエネルギー代謝を促す効果も◎。

+白だし

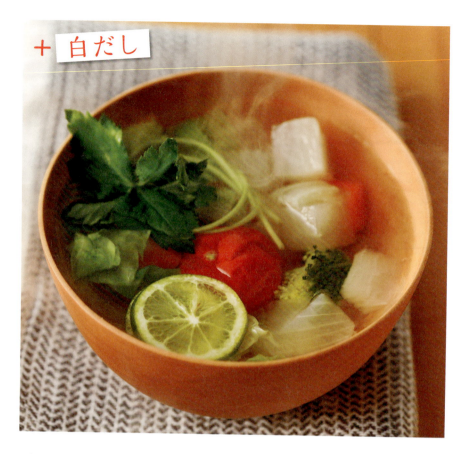

すまし汁 三つ葉仕立て
疲れた胃腸の消化を助ける

材料（1皿分）
* 腹ペタスープの素……カップ1
白だし……小さじ1
水……150mℓ
三つ葉、すだち……各適量

作り方
1 耐熱の器に三つ葉、すだち以外の材料を入れ、ふんわりラップをして電子レンジで2分30秒ほど加熱し、混ぜる。
2 椀に1を盛り、三つ葉と薄切りにしたすだちを加える。

＋スパイスで、さらに代謝アップ！

しょうがパウダー
ショウガオールは血行を促進しからだを温める。抗酸化作用にも期待。

+ 酢

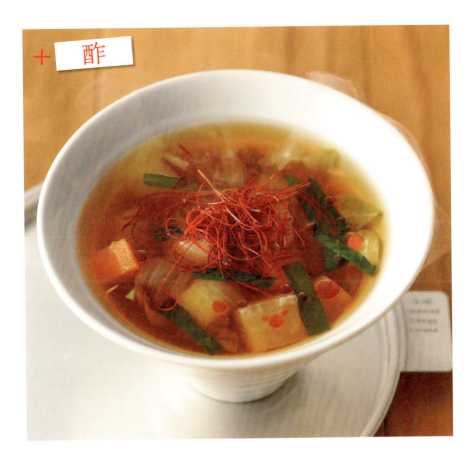

ピリ辛サンラータン
酸味成分のクエン酸で代謝アップ！

材料（1皿分）
* 腹ペタスープの素……カップ1
* 鶏がらスープの素……小さじ1
* しょうゆ、酢……各小さじ1
* 水……150㎖
* にら、糸唐辛子、ラー油……各適量

作り方
1. 耐熱の器に糸唐辛子、ラー油以外の材料を入れ、ふんわりラップをして電子レンジで2分30秒ほど加熱し、混ぜる。
2. 1に糸唐辛子、ラー油を加える。

＋スパイスで、さらに代謝アップ！

花椒（四川山椒）（ホワジャオ）※パウダー可
ピリリと辛い刺激。保温効果や体内の毒素、老廃物の排出に役立つ。

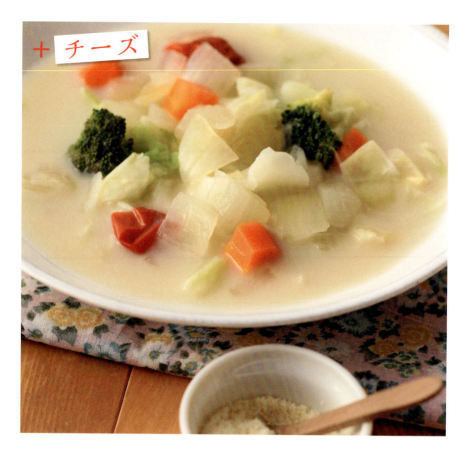

+チーズ

こってり濃厚！ チーズミルクスープ
乳製品のカルシウムで骨を強化

材料（1皿分）
* 腹ペタスープの素……カップ1
* 顆粒コンソメスープの素……小さじ1
* 牛乳（無調整豆乳でも可）
　　……大さじ1
* 水……150mℓ
* 粉チーズ……大さじ1

作り方
1. 耐熱の器に粉チーズ以外の材料を入れ、ふんわりラップをして電子レンジで2分30秒ほど加熱し、混ぜる。
2. 1に粉チーズを加えて混ぜる。好みで粉チーズ（分量外）をさらに加えてもOK。

+スパイスで、さらに代謝アップ！

黒粒こしょう ※パウダー可
スパイシーな刺激で、からだを温めて冷え改善。脂肪を燃やす効果も。

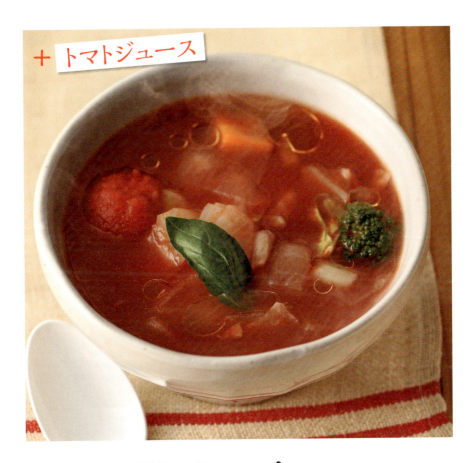

+ トマトジュース

イタリアン風トマトスープ
抗酸化力抜群のリコピンで美肌を磨く

材料（1皿分）
- ＊腹ペタスープの素……カップ1
- 無塩トマトジュース……50㎖
- 水……100㎖
- オリーブ油、顆粒コンソメスープの素……各小さじ1
- おろしにんにく……少々
- バジル……1枚

作り方
1. 耐熱の器にオリーブ油とバジル以外の材料を入れ、ふんわりラップをして電子レンジで2分30秒ほど加熱し、混ぜる。
2. 1にオリーブ油とバジルを加える。

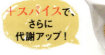

＋スパイスで、さらに代謝アップ！

ガーリックパウダー
免疫力や新陳代謝の促進。ビタミンB群の吸収率を高める万能食材。

+ ナンプラー

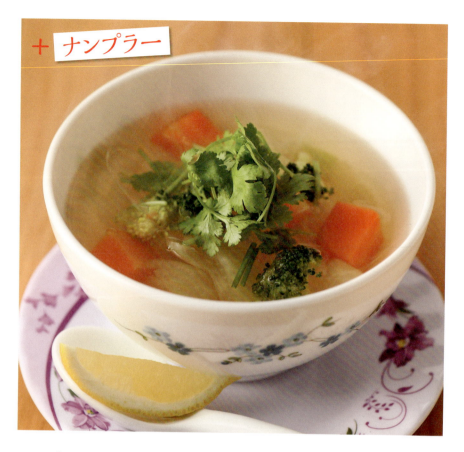

アジアン タイ風スープ
クセになる香菜で毒出し！

材料（1皿分）
* 腹ペタスープの素……カップ1
* ナンプラー……小さじ1
* 水……150㎖
* レモン（くし形切り）……適量
* 香菜（シャンツァイ）……適量

作り方
1. 耐熱の器にレモン、香菜以外の材料を入れ、ふんわりラップをして電子レンジで2分30秒ほど加熱し、混ぜる。
2. 1に香菜を加え、レモンを絞る。

チリペッパー
唐辛子の粉末。抗酸化パワーや新陳代謝を活発にする作用もある。

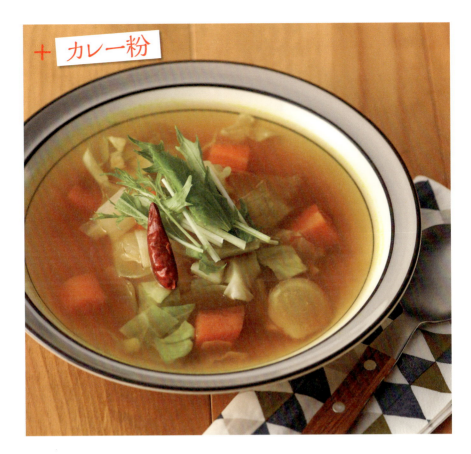

+ カレー粉

スパイシーカレースープ
黄色の正体クミンで脂肪を燃やす

材料（1皿分）
* ＊ 腹ペタスープの素……カップ1
* 顆粒コンソメスープの素……小さじ1
* カレー粉……小さじ1/2
* 水……150ml
* 水菜、赤唐辛子……各適宜

作り方
1. 耐熱の器に水菜、赤唐辛子以外の材料を入れ、ふんわりラップをして電子レンジで2分30秒ほど加熱し、混ぜる。
2. 1に好みで水菜、赤唐辛子を加える。

＋スパイスで、さらに代謝アップ！

クミンパウダー
独特のほろ苦さと香りが特徴。代謝を助けるほか胃腸ケアにも有効。

脂肪燃焼だけじゃない
+1食材で「悩み」も解消!

便秘、むくみなど、ダイエット中の気になる症状を緩和したり、美肌のための食材を加えれば、健康的に美しくやせる力が数倍アップ。身近な食材で今すぐ作れます。

  のりで!

磯の香りのり1枚スープ

海のミネラルで代謝アップ! 1日1枚で健康に

`むくみ` `代謝UP` `便秘`

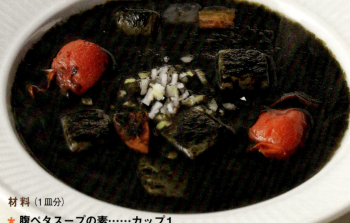

材料(1皿分)
- ＊腹ペタスープの素……カップ1
- 焼きのり……1枚
- 鶏がらスープの素……小さじ½
- 水……150mℓ
- 長ねぎ(みじん切り)、ごま油……各適宜

作り方

1. 焼きのりは手で食べやすい大きさにちぎる。耐熱の器に長ねぎとごま油以外の材料を入れ、ふんわりラップをして電子レンジで2分30秒ほど加熱し、混ぜる。
2. 1に好みで長ねぎとごま油を加える。

One Point!
のりは火であぶってから入れると風味アップ。

\卵で!/

プラス

とろとろ温玉スープ 山椒風味

消化吸収のよい、良質たんぱく源で美しいからだに

美肌 免疫力UP

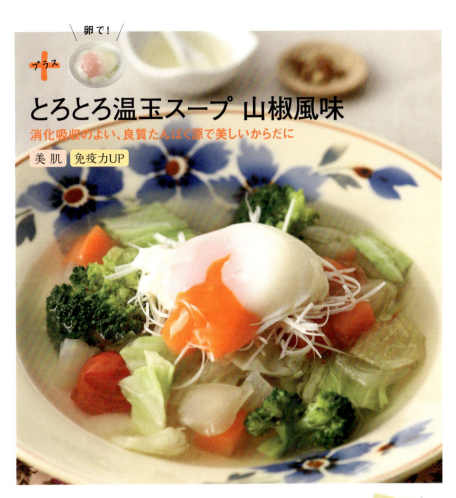

材料（1皿分）

* 腹ペタスープの素……カップ1
* 温泉卵……1個（右記参照）
* A ┌ 鶏がらスープの素……小さじ½
  └ 水……150㎖
* 酢、山椒（さんしょう）、白髪ねぎ……各適量

作り方

1. 耐熱の器に腹ペタスープの素、**A**を入れ、ふんわりラップをして電子レンジで2分30秒ほど加熱し、混ぜる。
2. 1に酢、山椒、白髪ねぎを加え、温泉卵をのせる。

One Point!
忙しいときは市販の温泉卵を使用して。

温玉はレンチンで作れる!
生卵を耐熱の器に割り入れ、黄身にようじなどで1ヵ所を刺し、水大さじ2を加える。ふんわりラップをして電子レンジで40秒加熱する。様子をみてさらに10秒加熱する。

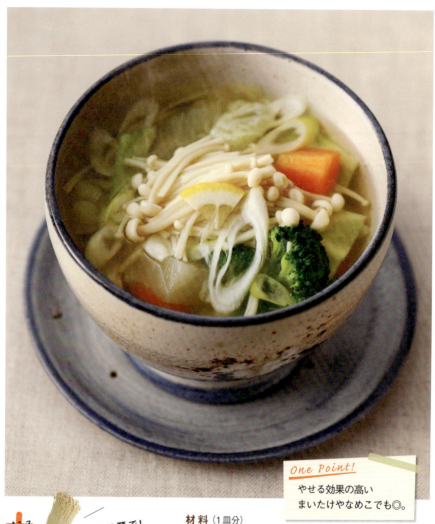

One Point!
やせる効果の高い
まいたけやなめこでも◎。

プラス きのこ類で!

毒出し きのこスープ

きのこの成分が
内臓脂肪を燃やす

`免疫力UP` `代謝UP` `便秘`

材料（1皿分）

* 腹ペタスープの素……カップ1
* えのきだけ（ほぐす）……½パック
* 鶏がらスープの素……小さじ½
* 水……150ml
* レモン（薄切り）、長ねぎ（薄切り）……各適宜

作り方

1. 耐熱の器にレモン、長ねぎ以外の材料を入れる。ふんわりラップをして電子レンジで2分30秒ほど加熱し、混ぜる。
2. 好みで1にレモン、長ねぎを加える。

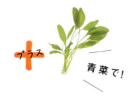

プラス 青菜で！

ビタミンB群で代謝アップ！
ほうれんそうスープ

鉄分補給で貧血予防！ 旬の青菜でも

美肌 貧血 代謝UP

材料（1皿分）

* 腹ペタスープの素……カップ1
* サラダほうれんそう（ちぎる）……2株
* 鶏がらスープの素……小さじ½
* 水……150mℓ
* すり白ごま、黒こしょう……各適宜

作り方

1. 耐熱の器にすり白ごま、黒こしょう以外の材料を入れ、ふんわりラップをして電子レンジで2分30秒ほど加熱し、混ぜる。
2. 好みで1にすり白ごま、黒こしょうを加える。

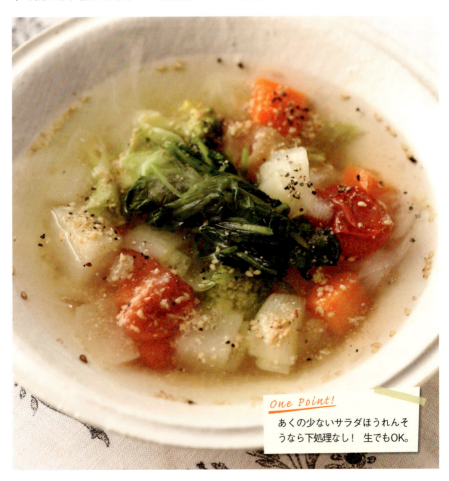

One Point!
あくの少ないサラダほうれんそうなら下処理なし！ 生でもOK。

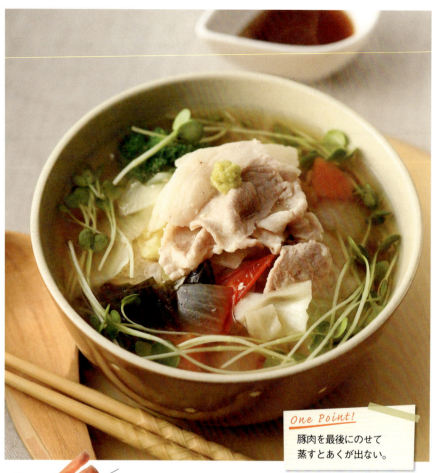

One Point!
豚肉を最後にのせて蒸すとあくが出ない。

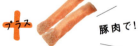
豚肉で！

豚の ポン酢スープ わさび風味

ビタミンB₁で糖質の代謝を促す

`むくみ` `疲労感` `代謝UP`

材料（1皿分）

* 腹ペタスープの素……カップ1
* 豚ロース薄切り肉（一口大に切る）……50g
* A [ポン酢……大さじ1
    水……150mℓ]
* 貝割れ大根、練りわさび……各適量

作り方

1 耐熱の器に腹ペタスープの素、Aを入れて豚肉をのせ、ふんわりラップをして電子レンジで3分ほど加熱し、混ぜる。

2 1に貝割れ大根、練りわさびを加える。

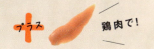

鶏肉で！

ささみのゆずこしょうスープ

ダイエットの強い味方！ 低脂肪＆良質たんぱく源

冷え 美肌 むくみ 疲労感

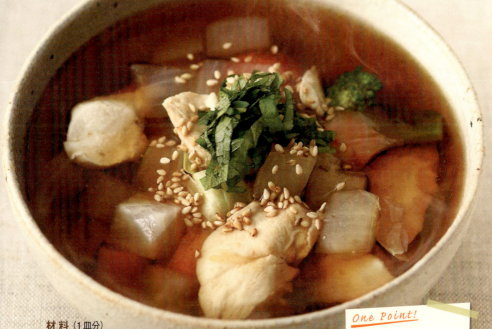

One Point!
胸肉を薄切りにして使ってもOK。

材料（1皿分）

- ★ 腹ペタスープの素……カップ1
- A
  - ささみ（一口大に切る）……1本（50g）
  - しょうゆ……小さじ½
  - 鶏がらスープの素……小さじ¼
  - 水……150㎖
- ゆずこしょう……小さじ¼
- 青じそ、いり白ごま……各適宜

作り方

1. 耐熱の器に腹ペタスープの素、Aを入れ、ふんわりラップをして電子レンジで2分30秒ほど加熱し、混ぜる。
2. 1に好みで青じそ、いり白ごまを加え、ゆずこしょうを添える。

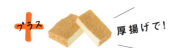

厚揚げで！

厚揚げの ごまみそ汁

女性ホルモンの乱れを整える

むくみ　更年期　便秘

One Point!
豆腐より厚揚げ!!
大満足で食べ過ぎ防止。

材料（1皿分）
* 腹ペタスープの素……カップ1
* A
  - 厚揚げ（一口大に切る）……70g
  - みそ……大さじ½
  - すり白ごま……小さじ1
  - 水……150mℓ
  - 和風だしの素……小さじ¼
* みょうが……適宜

作り方
1. 耐熱の器に腹ペタスープの素、Aを入れ、ふんわりラップをして電子レンジで2分30秒ほど加熱し、混ぜる。
2. 1に好みでみょうがを加える。

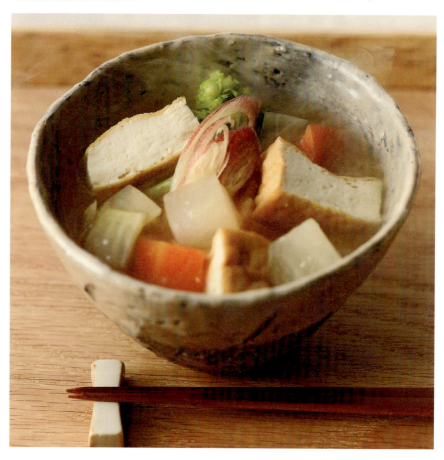

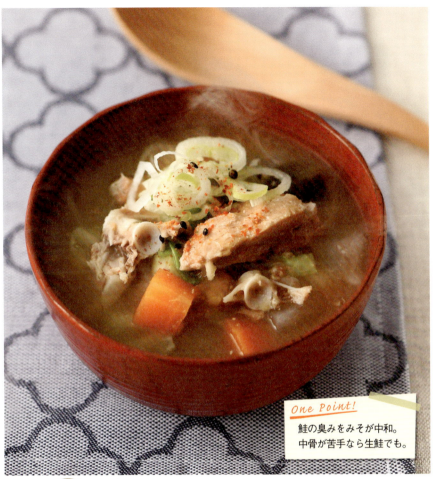

One Point!
鮭の臭みをみそが中和。
中骨が苦手なら生鮭でも。

  鮭中骨缶で!

鮭中骨の三平汁

鮭で老化ストップ。抗酸化力の強い美容食材

美肌　代謝UP

材料（1皿分）
* 腹ペタスープの素……カップ1
* A ┌ 鮭の中骨水煮缶……1/2缶（90g）
    ├ みそ……小さじ1
    └ 水……150ml
* 削り節……1/2パック
* 長ねぎ、七味唐辛子……各適宜

作り方
1. 耐熱の器に腹ペタスープの素、Aを入れ、ふんわりラップをして、電子レンジで2分30秒ほど加熱し、削り節を加えて混ぜる。
2. 椀に1を盛り、好みで刻んだ長ねぎ、七味唐辛子を加える。

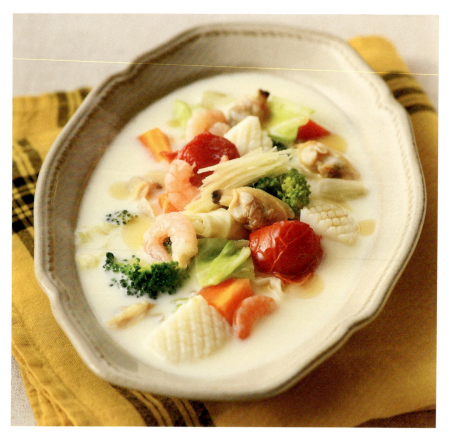

  シーフードミックスで！

海鮮の豆乳スープ

うまみたっぷり！ 低カロリー食材。疲労を和らげストレス解消に

`貧血` `疲労感` `更年期`

One Point!
水の代わりに白ワインで蒸せば香り豊かな一品に。

材料（1皿分）
* 腹ペタスープの素……カップ1
* A ┌ 冷凍シーフードミックス……50g
  │ 水……50mℓ
  └ 塩……小さじ1/6
* 無調整豆乳……100mℓ
* しょうが、ごま油……各適宜

作り方
1 耐熱の器にAを入れ、ラップをして電子レンジで1分30秒ほど加熱する。
2 1に腹ペタスープの素、豆乳を加え、ふんわりラップをして再び1分ほど加熱し、混ぜる。
3 2に好みでせん切りにしたしょうが、ごま油を加える。

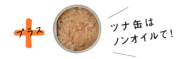

プラス ツナ缶はノンオイルで！

ツナの洋風スープ
ミネラル豊富な満足食材。鉄分で貧血予防

冷え　美肌　貧血

材料（1皿分）
* 腹ペタスープの素……カップ1
* A ┃ ツナ水煮缶……大さじ2
   ┃ 顆粒コンソメスープの素……小さじ1
   ┗ 水……150㎖
* パセリ、黒こしょう……各適宜

作り方
1. 耐熱の器に腹ペタスープの素、**A**を入れ、ふんわりラップをして電子レンジで2分30秒ほど加熱し、混ぜる。
2. 1に好みで刻んだパセリ、黒こしょうを加える。

One Point!
水煮缶を使ってさっぱりと。素材の味を引き立てて。

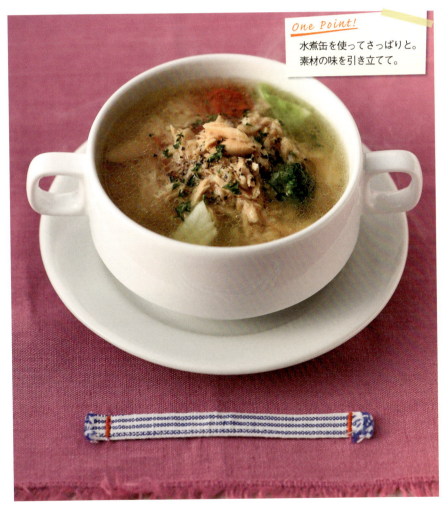

キムチで！

キムチの韓国風ピリ辛汁

発酵食品で腸内環境を整えてケアする

冷え　免疫力UP
代謝UP　便秘

One Point!
キムチの汁も入れて、うまみとコク、栄養価アップ。

材料（1皿分）

* 腹ペタスープの素……カップ1
- A
  - キムチ……80g
  - 鶏がらスープの素……小さじ½
  - しょうゆ……小さじ½
  - おろしにんにく（チューブタイプ可）……小さじ⅓
  - 水……150mℓ

青ねぎ（刻む）、糸唐辛子、ごま油……各適宜

作り方

1. 耐熱の器に腹ペタスープの素、Aを入れ、ふんわりラップをして電子レンジで2分30秒ほど加熱し、混ぜる。
2. 1に好みで青ねぎ、糸唐辛子、ごま油を加える。

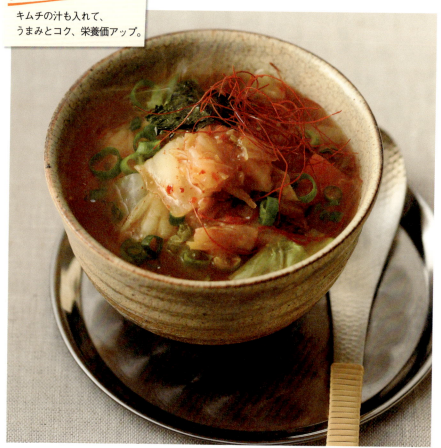

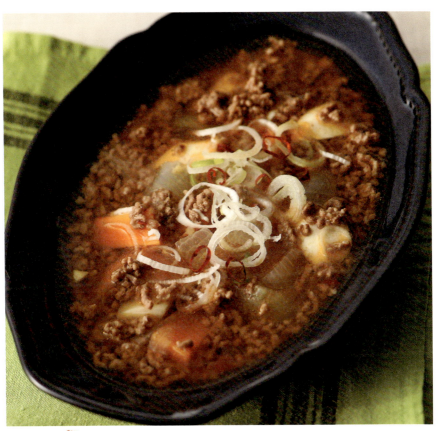

  牛肉で!

牛ひき肉の麻婆風スープ

L-カルニチンで脂肪を燃やす

冷え　貧血　更年期

One Point!
ひき肉は加熱後にほぐし、あくが出るのを防ぐ。

材料(1皿分)

* 腹ペタスープの素……カップ1
* 牛ひき肉……50g
* A
  - 豆腐(2cm角に切る)……40g
  - おろししょうが……小さじ1/2
  - オイスターソース、しょうゆ……各小さじ1
  - 豆板醤(トウバンジャン)……小さじ1/4
  - 水……150ml
* 長ねぎ、赤唐辛子……適宜

作り方

1 耐熱の器に腹ペタスープの素、**A**を入れる。ひき肉をのせ、ふんわりラップをして電子レンジで3分ほど加熱し、肉をほぐす。

2 1に好みで刻んだ長ねぎ、赤唐辛子を加える。

column

コラム
「腹ペタ」テク❶

\ ダイエットに効く /

いつでもスープが作れる！
ストック乾物コレクション

ビタミン・ミネラル豊富！ やせる効果を高める乾物をセレクト。買いおきしておけば
スープに入れるだけ。代謝や食べ応えがアップ！ 自然にやせ力が高まります。

ちりめんじゃこ

うまみ出しに便利。新陳代謝を活発にし、
免疫力を高めるビタミンDが豊富。
1日1つまみが目安。

のり

風味と香りが抜群。β-カロテン
含有量はにんじんの約5倍。
肌の新陳代謝を促す作用も。

あおさのり

海藻類の一種。造血ビタミンとも
呼ばれる葉酸、多種類のビタミン
・ミネラルを豊富に含む。

とろろ昆布

ヌルヌル成分のフコイダンは腸
内で余分なコレステロールや有
害物質をからめ取り排出する。

干ししいたけ

うまみや香り&栄養成分が濃縮！
免疫力を高めるβ-グルカンが豊富。
アレルギー予防や改善にも。

寒天

海藻の天草が原料。老廃物を出し
腸内環境を正常化。便秘や
肥満に高い効果を発揮する。

Part 2
「腹ペタ」スープ ダイエットプログラム

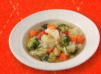

短期決戦だからがんばれる。
「週末3日間コース」&「王道

＼ 三日坊主、外食が多い人に！ ／
デトックス重視 週末3日間コース

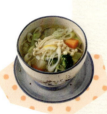

むくみ、便秘がすっきり！ 巡りがよくなり、からだがポカポカ温まる効果を実感。お休みの日を利用して、無理なく実行できるからストレスなし。やせる効果の高いスープを集中的に食べることで体内に溜まった毒素や老廃物を一掃。からだの中がキレイになれば、やせやすいからだにリセットできます。3日後には驚くほどからだが軽くなり、朝の目覚めがよくなるでしょう。

楽しく成功！
食べ方ルール

★ **3日間だけ、朝・昼・夜をスープに。**
　朝はクレンズポタージュ。昼・夜はスープ。
★ **スープにやせる3食材プラス。**
　海藻類、きのこ類、青菜で代謝&毒出し力アップ。
★ **スープは何皿食べてもOK！**
★ **飲み物は砂糖ゼロを心がけて。**

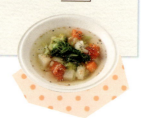

2週間コース

むくみや便秘、デトックス。「短期で結果を出したい」という人におすすめの2つのコース。忙しい人には3日間、やせ効果を実感したい人には2週間のコースをご用意。

飲んでもやせる! やせグセがつく
目指せ3kg減王道2週間コース

やせる効果を実感できる2週間コース。大切な記念日やイベントに向けて、いつからでも始められます。朝・夜はスープ、昼は好きなものを食べて、フルーツも朝ならOK。比較的自由度が高いコースだから、ストレスなく減量効果が得られます。食事会や飲み会での食べ過ぎ対策として効果バツグン! 飲んでも食べてもやせたい人はぜひ、試してみて。

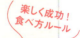

楽しく成功!食べ方ルール

★ 朝・夜の食事をスープにチェンジ。
★ 昼は好きなものを食べてOK!
★ スープは何皿食べても大丈夫!
★ 最初の3日間はスープで毒出し。
★ 2〜3週間を目安に挑戦。

「週末3日間コース」の強い味方!
朝用クレンズポタージュの作り方

朝は排泄時間。からだに負担をかけず、必要な栄養素を補い、毒出し効果のある「クレンズポタージュ」でからだスッキリ! 代謝がグンと上がります。

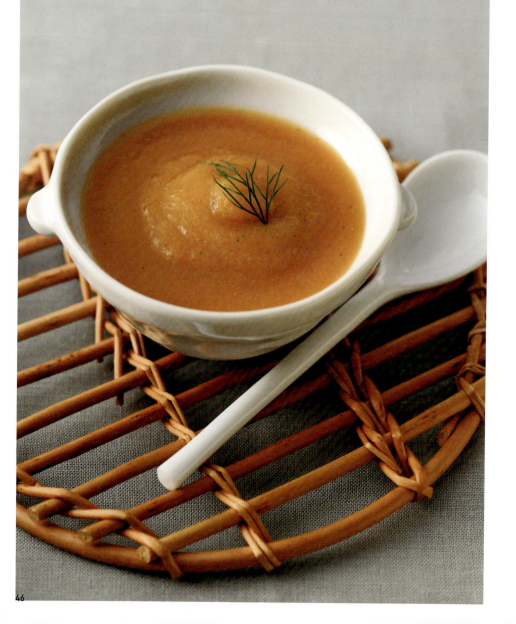

材料（1皿分）

* 腹ペタスープの素……カップ1
* A [鶏がらスープの素……小さじ½
      水……150㎖]

作り方

1

腹ペタスープの素と**A**をミキサーにかけて攪拌(かくはん)する。
※にんにくは苦手なら、入れなくてもOK。

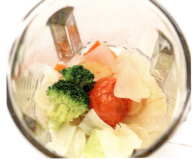

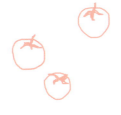

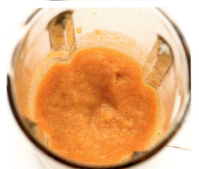

2

耐熱の器に**1**を入れ、ふんわりとラップをして電子レンジで1分ほど加熱し、混ぜる。

保存の仕方
まとめて作って冷凍してもよい。その場合、腹ペタスープの素だけを攪拌し、1食分ずつ保存袋に分けて冷凍。食べるときに**A**を加えて温める。

すっきり毒出し！「週末３日間コース」

朝

朝は排泄時間。消化に負担をかけないポタージュで体内毒素を一掃しよう。

昼

海藻類、きのこ類、青菜など、やせパワー食材プラスで毒出し＆代謝力アップするのがおすすめ。

夜

スープは何皿食べてもOK！ただし寝る３時間前までに食べること。

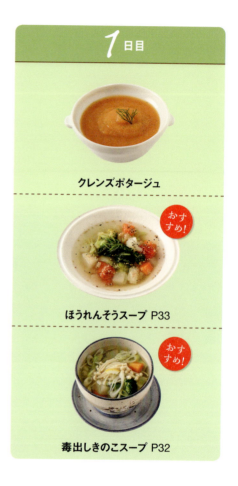

1日目

- クレンズポタージュ
- ほうれんそうスープ P33 （おすすめ！）
- 毒出しきのこスープ P32 （おすすめ！）

\短期決戦！/ らくらく成功する3つのポイント

1 3日間でデトックス

体内の老廃物や毒素の除去には３日間のプチ断食が有効。からだに必要な栄養を補えるから貧血やイライラ、不調とも無縁です。

2 やせ食材をプラスするだけ

ビタミンとミネラルたっぷり。で、強力なやせパワーを秘めた海藻類、きのこ類、青菜をプラスして、からだの中からデトックス。

3 作るのは簡単

スープはまとめて作って冷凍保存。食べるときは電子レンジで温めるだけ。手間いらずだから精神的ストレスもなし。

週末や休日を利用して、無理なく実行できる3日間コース。朝・昼・夜、スープを集中的に摂れば、体内の毒素や老廃物が一掃され、やせやすいからだにリセットできます。

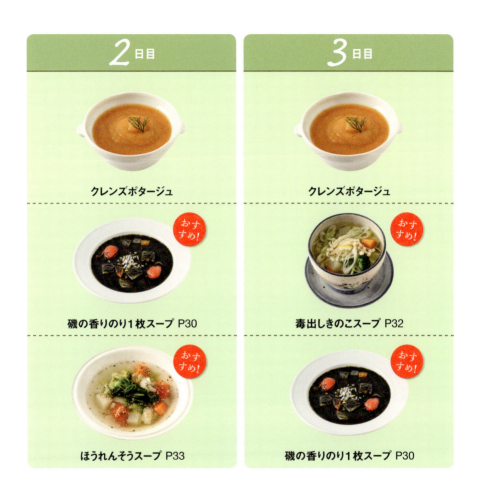

2日目
- クレンズポタージュ
- 磯の香りのり1枚スープ P30 （おすすめ!）
- ほうれんそうスープ P33 （おすすめ!）

3日目
- クレンズポタージュ
- 毒出しきのこスープ P32 （おすすめ!）
- 磯の香りのり1枚スープ P30 （おすすめ!）

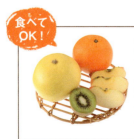

フルーツで小腹対策

フルーツは200gまでならOK。ビタミンC豊富でストレス太りを防ぐオレンジ、グレープフルーツ、キウイ、いちごなど。整腸作用のあるりんごなら1個。ただし、夜に食べるのはNG。

memo
3日間続ければ、滞った血行が改善され、むくみや便秘などの不調も解消!

ランチ自由で無理なく続けられる
「王道2週間コース」

平日でもスタートできる2週間コース。通常のモデルコースに加え、飲み会や食事会を思いっきり楽しめるリセットコースも用意。2〜3週間を目安に試してみて。

	デトックス期 1〜3日目	脂肪燃焼期 4〜14日目
朝 基本の「腹ペタ」スープの他、フルーツ200gもOK。	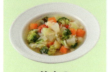 基本の「腹ペタ」スープ	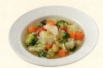 基本の「腹ペタ」スープ
昼 デトックス期は魚や赤身肉、品数の多い和定食に。	 和定食 （ご飯半膳以下）	 好きなもの
夜 スープが主食。寝る3時間前に食事は終えて。	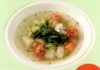 ほうれんそうスープ P33　おすすめ！	 ささみのゆずこしょうスープ P35

らくらく成功ポイント

朝と夜はスープ、昼は好きなものを食べてOK。デトックス期でやせるからだの基礎をつくり脂肪燃焼期へ。夜はスープに好みのたんぱく質を加えれば、代謝も筋力もアップ！ 青菜やきのこ類、海藻類のおかずを各1日1品プラスするとやせ効果アップ。

フルーツ&生野菜と温野菜

食べてOK！

かんきつ類、りんごなど、旬のフルーツを朝200g。芋類以外の温野菜や生野菜は自由に食べてOK。からだを冷やす冷水、コーヒーの飲み過ぎは要注意。紅茶や番茶などがおすすめです。

飲み会があっても心配ナシ!
脂肪燃焼リセットプログラム

2週間のコースの実践中に、飲み会や食事会などのイベントがあっても心配ご無用。
飲み会の翌日を3食「腹ペタ」スープにするだけで、リセットできます。
ストレスなく続けられる理由は、イベントを思いっきり楽しめるところにもあるのです。

イベント前日	イベント日 (飲み会等)	リセット日
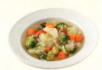 基本の 「腹ペタ」スープ	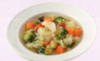 基本の 「腹ペタ」スープ	 すまし汁 P24
 好きなもの	軽い和食 (ご飯抜き)	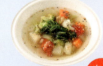 ほうれんそうスープ P33
 ささみのゆずこしょうスープ P35	飲み会	 ピリ辛サンラータン P25

最初の3日間のデトックス期を過ぎ、脂肪燃焼期なら、いつでもイベントOK。

朝はいつもの「腹ペタ」スープ、昼はご飯なしで消化のよい和食に。

3食ともに「腹ペタ」スープで。基本の「腹ペタ」スープの他、好みのアレンジメニューでもOK。飲み過ぎた翌日におすすめなのは、あっさり和風、お酢入りサンラータン風など。

memo
出張など、スープを飲むことができないときには、糖質を控え、野菜サラダ、具だくさんスープを主食にして。

「腹ペタ」スープでやせた！
体験1ヵ月 "腹ペタ"レポート

40〜50代の男女8人が「腹ペタ」スープに挑戦。お腹いっぱい食べても
ウエストも体重も大変化！ 短期間で驚きの結果が……。おいしく楽しく、現在も継続中！

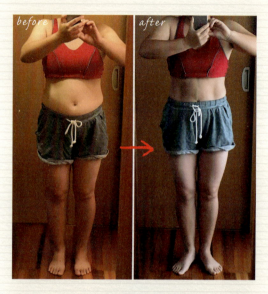

1ヵ月後、肌年齢がなんとマイナス13歳！ やせたうえに若返り効果まで実感

お菓子がとにかくやめられず、そして、市販弁当ばかり買う自分が嫌でした。糖質制限は頭がボーッとなりもっと甘い物が食べたくなる、食事制限の多い方法では1〜2kg減って3kg太るの繰り返し。そんな私が、まさかスープで体重が減るとは！ 1週間後もう減らないと思った体重が落ち始めて驚きました。好きなものを食べられるし、スープがおいしい。飲み会が入っても、翌日リカバリーできるから安心です。

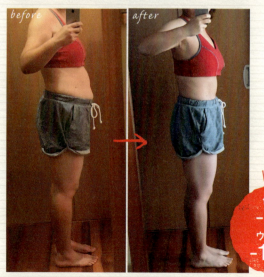

case 1

岸原真由美さん	45歳
身長	148.5cm
体重	53kg→**50kg**
ウエスト	88cm→**71cm**

\3週間で/
体重 **-3**kg
ウエスト **-17**cm

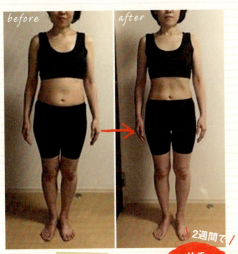

食べる罪悪感がなくなった！
体重を自在にコントロール

ボディーラインと食の好みを変えたくて始めたダイエット。食べるものをすごく意識するようになり、お腹まわりがすっきり！ 体脂肪も減りました。野菜がたくさん摂れて、しかもおいしいので、無理なく続けられます。食べることへの罪悪感がなくなり、過食が減りました。空腹を満たす食事からからだのことを考えた食事に変わり、体重をコントロールできるようになったことが一番の成果です。スープはリセット食として一生取り入れていきたいです。

2週間で
体重 **-1.2kg**
ウエスト **-4cm**

case 2

石井美保さん	43歳
身長	150cm
体重	44.3kg→**43.1kg**
ウエスト	67cm→**63cm**
体脂肪率	27.2%→**22.3%**

深夜に食べても体重減！
揚げ物はもう欲しくない

深夜の夜食で、気がついたら68kgが77kgに。食事制限が厳しいダイエットに挑戦するもリバウンドの繰り返し。少しの運動で疲れやすくなり危機感をもちました。スープは空腹感によるストレスがなく、深夜に食べても体重が順調に落ちました。からだが軽くなり、そして温まる効果を実感。何より、大好きな甘い物や脂っこいものを食べたくなくなったのが驚きです。夫婦でダイエットに成功！ 心身ともに軽く晴れやかです。

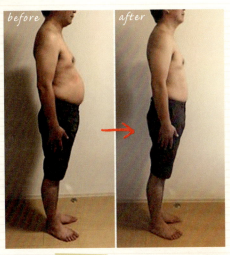

case 3

石井快尚さん	43歳
身長	168.4cm
体重	77.1kg→**73.5kg**
ウエスト	97cm→**89cm**
体脂肪率	21.9%→**19.9%**

2週間で
体重 **-3.6kg**
ウエスト **-8cm**

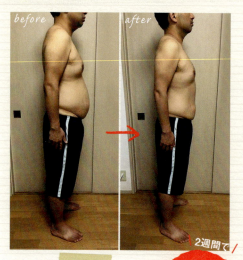

毎日飲み会でも体重減！リセットできるのがすごい

食べない減量法でドカ食い。狭心症で死にかけました。夜は仕事柄、飲み会が多く、お酒は減らしていません。でも翌日の朝・夜スープで調整したらやせました。おつまみの揚げ物を塩味の焼きとりにするくらいで、とくに頑張ってる感もなくスッと減りました。減量は苦行に耐えてこそ実現できると思い込んでいましたが、「食べてもいい」というのが一番の気づきです。「腹ペタ」スープは、ストレスなく楽しく続けられるダイエットだと思います。

case 4

近藤 学さん	42歳
身長	168cm
体重	82kg → 78.9kg
ウエスト	97cm → 88cm

2週間で
体重 -3.1kg
ウエスト -9cm

料理が苦手で片付けが嫌い。ズボラさんでもやせた!!

酵素ドリンク、朝バナナ、炭水化物抜き、どれも空腹にガマンできずに挫折。飽き性でズボラな性格なので、作って冷凍できるのが本当に便利！ 料理のストレスが減りました。最初の3日間は空腹感がありましたが2〜3週間後には甘い物やお菓子を異常に欲しなくなり、少量でも十分満腹。完全無添加で、野菜がしっかり摂れるので、安心です。野菜の味がおいしくて、食生活も整ってきたように思います。

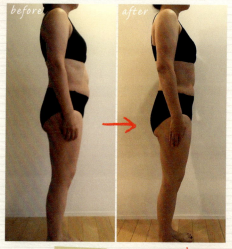

case 5

上西美紀代さん	40歳
身長	156.5cm
体重	56kg → 53.75kg
ウエスト	88cm → 78cm
体脂肪率	34.2% → 32.6%

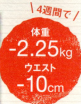

4週間で
体重 -2.25kg
ウエスト -10cm

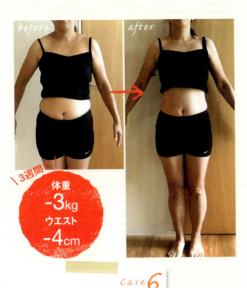

1杯のスープで人生変わった 食生活の重要さを実感!

産後から徐々に太り始め、糖質制限ダイエットはイライラして続かない。食べながらやせるスープなら続けられる自信がありました。約3週間で3kg減! 1週間後に2.2kg減。友人にやせたと言われ、周りからの見た目も変わりました。少し食べ過ぎても、スープで調整しようと前向きに考えられるように。基本のスープはアレンジも簡単なので、ダイエットを終了した今でも毎日食べ続けています。

\3週間で/
体重 **-3kg**
ウエスト **-4cm**

case 6
中村クミさん 46歳

身長	159cm
体重	62.6kg→**59.6kg**
ウエスト	74cm→**70cm**
体脂肪率	30%→**26%**

慢性便秘もスッキリ! 体重が面白いように落ちた

50歳を過ぎて、あまり食べてないのに体重が増え、たんぱく質重視の減量法でコレステロールが高くなり、どうすればいいのか悩んでいました。栄養が足りないからやせない、栄養が整うと、代謝がよくなり自然とやせるなんて私の頭の中にはありませんでした。何より苦しいお通じが絶好調。間食の欲求がない。スープは簡単に作れてアレンジ自在だから食べるのが楽しいです。私のダイエット人生、これで終了です。

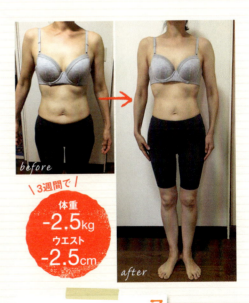

\3週間で/
体重 **-2.5kg**
ウエスト **-2.5cm**

case 7
山口真菜美さん 51歳

身長	162cm
体重	51.4kg→**48.9kg**
ウエスト	67cm→**64.5cm**
体脂肪率	23%→**20%**

コラム
「腹ペタ」テク❷

ご飯を食べてもやせる！

糖質の塊ともいえる白いご飯、麺類、パスタやパンなど。太る原因となる炭水化物ですが、全く食べないのは逆効果です。ガマンが続けば、ストレスから過食に走り、やせてもすぐにリバウンド。

そこで考えたのがお茶碗1杯、お腹いっぱい食べてもやせる炭水化物アレンジ。お茶碗半分の量のご飯に、豆腐やしらたき、大根、きのこ類など、低糖質＆低カロリーの白い食材を混ぜてかさ増しすれば、罪悪感なし、お腹も心も大満足できるはず。

また、代謝を助けるビタミン、ミネラル、食物繊維を含む雑穀・もち麦を白米に混ぜたり、ひじきやわかめなどの海藻類をプラスすれば栄養価がアップ！ 自然と代謝が上がり、やせやすいからだ＆美肌づくりに役立ちます。

さらに意識したいのは食べる順番。炭水化物をサラダやスープ、おかずの後に食べれば、太る原因となる血糖値上昇をゆるやかに抑えられます。ご飯以外でも、表皮を含む全粒粉パンやライ麦パン、全粒粉パスタを選べば便秘やむくみを解消し、体質改善にもつながります。

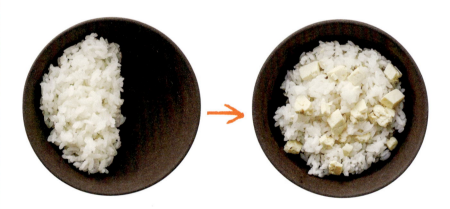

やせる「白いご飯」の作り方

白いご飯を茶碗に半量、そこに豆腐やえのきだけを加えれば、茶碗1杯食べられて大満足。

作り方

1. 絹ごし豆腐（50g）は小さく刻む。木綿豆腐（50g）は水きりをしてつぶす。
2. 耐熱の器に**1**を入れ、ふんわりラップをして電子レンジで30秒〜1分加熱する。
3. 茶碗に半量のご飯（80g）と**2**を入れて混ぜ合わせる。

炭水化物はアレンジ次第

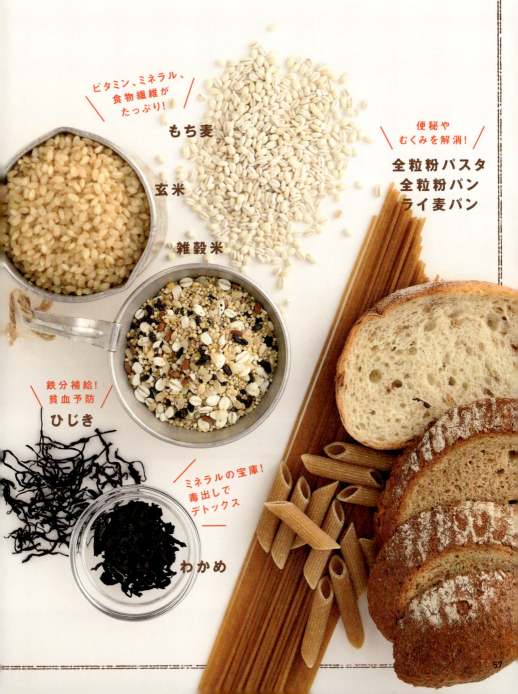

ビタミン、ミネラル、食物繊維がたっぷり！
- もち麦
- 玄米
- 雑穀米

便秘やむくみを解消！
- 全粒粉パスタ
- 全粒粉パン
- ライ麦パン

鉄分補給！貧血予防
- ひじき

ミネラルの宝庫！毒出しでデトックス
- わかめ

コラム
「腹ペタ」テク❸

"ベジヌードル"で大満足!

野菜やきのこ類をスライサーや包丁で薄く切って、かさ増しすれば

食物繊維たっぷり!
噛み応え満点で大満足
ごぼう

細切りにして水にさらし、
耐熱の器に入れる。
30gの場合:水大さじ3
を加え、ふんわりラップを
して電子レンジで5分ほど
加熱する。

代謝を促すカロテンや
ビタミンB群を含む
ズッキーニ

EA6という糖タンパク質
ががんを抑制
えのきだけ

食物繊維が多く便秘改善。
生は胃もたれに
大根

β-カロテンが豊富で
免疫力強化や美肌にも
にんじん

細切りにして耐熱の器に入れる。
30gの場合:水大さじ3を加え、ふんわり
ラップをして電子レンジで3分ほど加熱する。

ビタミンCで風邪予防。
10秒ゆでで栄養キープ
もやし

column

かさ増しテクニック

栄養や噛み応えがアップ！他にも低カロリーで大満足できる、かさ増し食材をご紹介。

> スープと一緒にレンチンして食べよう！

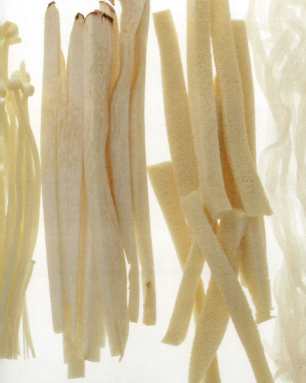

豊富なアミノ酸を含み減量や筋肉増強にも◎
高野豆腐
水でもどして細長く切る。

不溶性・水溶性食物繊維で余分な脂肪を排出
糸寒天

糖質0g低カロリー。食物繊維は便秘解消に
糖質ゼロ麺

β-グルカンは余分な毒素や有害物質を体外に排出
エリンギ

低カロリーで低脂質・低糖質。血糖値上昇も抑制
しらたき

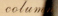

コラム 「腹ペタ」テク❹

お酒は選び方が大事
飲んでも太らない！ お酒対策

お酒はアルコール飲料。高カロリーですが、エンプティカロリーともいわれ、血行促進、体温を上げるなど、体内ですぐに消費されるもの。問題はアルコール以外の原料です。糖質の高いビールや日本酒は避け、太る原因である糖質、糖質＋脂質のおつまみの食べ過ぎには気をつけましょう。

飲み会・お食事会対策！
太らないお酒の飲み方3カ条

1 ビールは乾杯のみ。
2杯目以降は蒸留酒を。

2 おつまみは「糖質」
「糖質＋脂質」を避けて
例）✕ から揚げ、ポテトサラダ、肉じゃが
〇 チーズ、ナッツ類（無塩）、焼きとり（塩）、刺身、キムチ、もずく酢

3 飲み過ぎは注意！
ほろ酔い程度を心がけて

太りにくいお酒をチョイス

・赤ワイン（辛口）
・蒸留酒
（焼酎、泡盛、ブランデー、ウイスキー、テキーラ、ジン、ラムなど）
・糖質オフビール

Part 3
目的別スペシャルミックス 「腹ペタ」プレミアムスープ

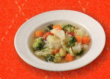

目的別スペシャルミックス
美と健康の「腹ペタ」プレミアムスープ

「腹ペタ」スープだけではもの足りない。もっと美しく健康に！
理想の自分を手に入れる目的別「プレミアムスープ」。
それぞれのおすすめ食材とその効果をご紹介します。

＼ もっと美しく輝きたい ／
アンチエイジングスープ

食材のカラフルな色に着目した抗酸化スープ。
食材の色素には、ファイトケミカルという
老化を防ぐ抗酸化成分が豊富に含まれます。

anti-aging

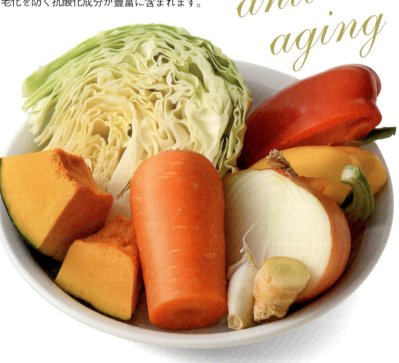

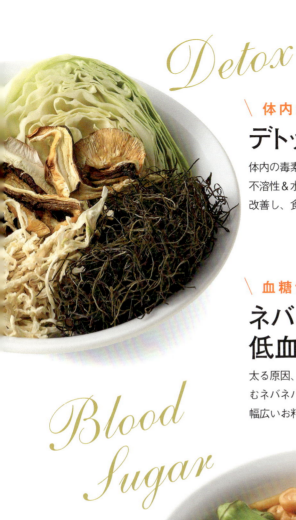

Detox

＼ 体内からキレイにしたい ／
デトックス強化スープ

体内の毒素や老廃物を押し出す食物繊維。不溶性＆水溶性、2つの繊維に着目。便通を改善し、食べるほど身も心も軽くなります。

＼ 血糖値を下げたい ／
ネバネバ食材！低血糖値スープ

太る原因、血糖値の上昇を防ぐムチンを豊富に含むネバネバ食材。食べ応えがあり、スープ以外にも幅広いお料理に使えます。

Blood Sugar

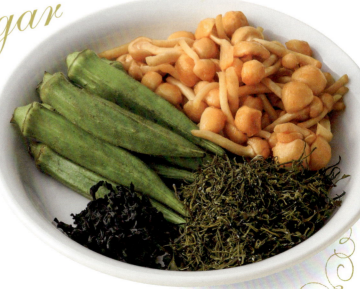

抗酸化成分の宝庫!
アンチエイジング
「腹ペタ」プレミアム

年を重ねるほど美しくなる、カラフル食材に着目!
鮮やかな色素が美しい肌や老化予防、免疫力アップに有効です。

アンチエイジング
腹ペタスープの素

材料（4食分）
にんじん……2本
玉ねぎ……大1個
キャベツ……¼個
かぼちゃ……⅙個
パプリカ……各½個
にんにく、しょうが
　（薄切り）……各1かけ
　（チューブタイプ各2cmでも可）
塩……小さじ½
水……100mℓ

＊冷蔵5日間　＊冷凍2週間

キャベツ
肌荒れを防ぎ、美肌を
つくるビタミンCが豊富

玉ねぎ
血液サラサラ
血管の若返りに有効

かぼちゃ
ビタミンA・C・E。すべて含む
若返り万能食材

にんじん
乾燥肌やくすみを防ぐ
β-カロテンを含有

にんにく
強い抗酸化パワーで
細胞老化を予防

しょうが
ジンゲロールが
血流を改善し代謝アップ

64

作り方

1. かぼちゃは煮くずれしやすいので、大きめに切る。残りの野菜は2cm角ほどの大きさに切る。

2. 大きな鍋にすべての材料を入れ（かぼちゃを一番上にする）、分量の水を加えてふたをする。

3. **2**を強火にかけて、沸騰したら弱火にし、野菜全体に火が通るまで20〜25分煮る（加熱中にいい香りがして、にんじんが柔らかくなればOK）。

4. 粗熱がとれたら保存容器に入れて保存する。

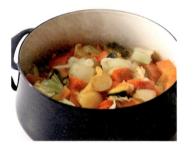

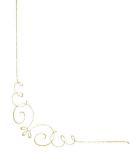

anti-aging

アンチエイジング「腹ペタ」スープ *Basic*

抗酸化成分たっぷり！カラフル野菜が美人をつくる

材料（1皿分）
* アンチエイジング腹ペタスープの素……カップ1
顆粒コンソメスープの素……小さじ½
水……150ml
黒こしょう……少々

作り方
1. 耐熱の器に黒こしょう以外の材料を入れ、ふんわりラップをして電子レンジで2分30秒ほど加熱し、混ぜる。
2. 1に黒こしょうを加える。

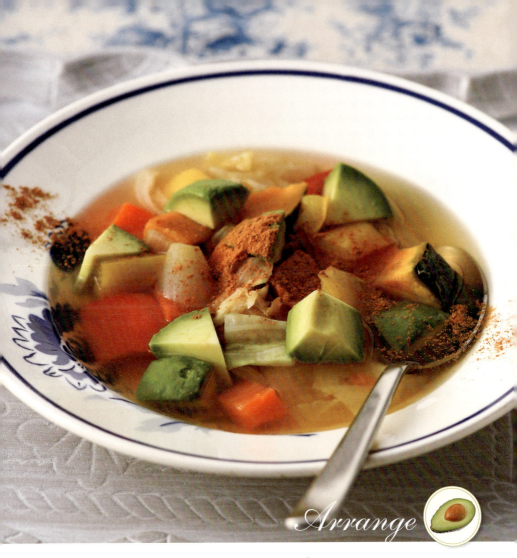

アボカド in メキシカンスープ

芳香なシナモンで脂肪燃焼

材料（1皿分）

* アンチエイジング腹ペタスープの素
　……カップ1
* アボカド……1/3個
* A ┌ 顆粒コンソメスープの素……小さじ1/2
　　├ チリソース……小さじ1/2〜1
　　└ 水……150mℓ
* シナモンパウダー……少々

作り方

1　アボカドは皮をむき、一口大に切る。

2　耐熱の器に腹ペタスープの素、Aを入れ、ふんわりラップをして電子レンジで2分30秒ほど加熱し、混ぜる。1、シナモンパウダーを加える。

目指せ美腸！毒出し成分の宝庫
乾物デトックス
「腹ペタ」プレミアム

体内の毒素や老廃物を押し出す2つの食物繊維、不溶性と水溶性。この成分に着目した解毒スープ。便通を改善し、食べるほど身も心も軽くなります。

乾物デトックス 腹ペタスープの素

材料（4食分）
切り干し大根……1袋（30g）
切り昆布（乾燥）……10g
干ししいたけのスライス……2枚分
キャベツ、玉ねぎ（一口大に切る）……各100g
にんにく、しょうが（薄切り）……各1かけ
水……300mℓ

＊冷蔵1週間　＊冷凍2週間

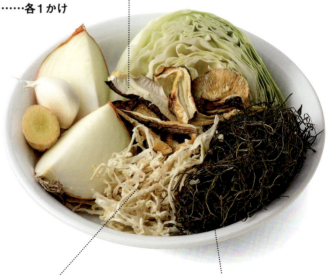

干ししいたけ
β-グルカンが
腸の蠕動運動を活発に

切り干し大根
リグニンが
体内の老廃物を除去

切り昆布
フコイダンが
腸内環境を整える

作り方

1 鍋にすべての材料を入れ、ふたをして強火にかける。沸騰したら弱火にし、20分ほど煮る。
※乾物なので分量の水で材料が浸らないときは、浸るまで水を加えてください。

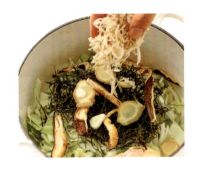

2 火を止めて全体を混ぜ、粗熱がとれたら保存容器に入れて保存する。

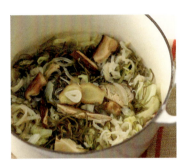

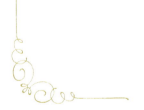

Detox

乾物デトックス「腹ペタ」スープ *Basic*

食物繊維で腸内環境を整える

材料（1皿分）
- * 乾物デトックス腹ペタスープの素
  ……カップ1
- 鶏がらスープの素……小さじ½
- 水……150ml

作り方

1 耐熱の器にすべての材料を入れ、ふんわりラップをして電子レンジで2分30秒ほど加熱し、混ぜる。

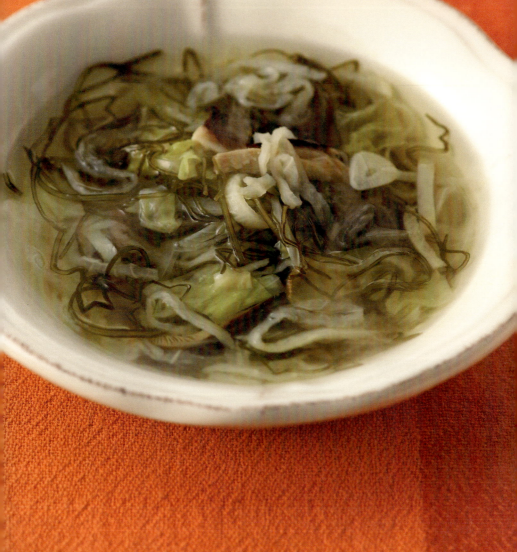

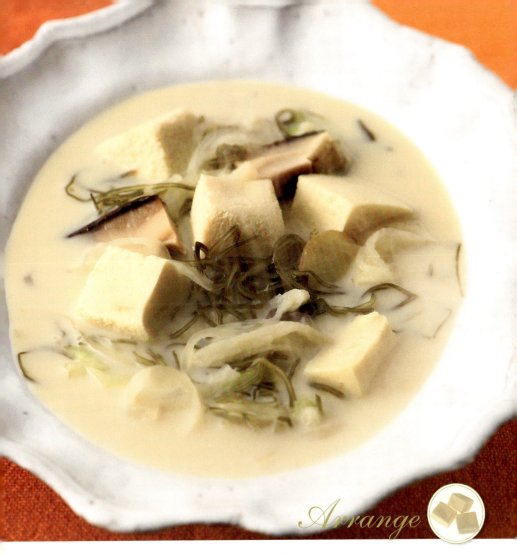

高野豆腐で毒出しスープ
大豆で女性ホルモンを調整！ 生理時のケアに

材料（1皿分）
* 乾物デトックス腹ペタスープの素
　　……カップ1
* 高野豆腐（カットタイプ）……6個
* 無調整豆乳、水……各100mℓ
* 鶏がらスープの素……小さじ½
* しょうゆ……小さじ1

作り方
1. 高野豆腐は水でもどす。
2. 耐熱の器に無調整豆乳以外の材料を入れ、ふんわりラップをして電子レンジで2分ほど加熱する。
3. 2に無調整豆乳を加え、再び30秒ほど加熱して混ぜる。

体脂肪撃退！ ネバネバ成分の宝庫
血糖値下げ
「腹ペタ」プレミアム

血糖値を下げるムチンを豊富に含むネバネバ食材。不足しがちなミネラルも豊富に補えるから、やせ力倍増！ 十分な食べ応えで満足感が得られます。

血糖値下げ 腹ペタスープの素

材料（4食分）
オクラ……1パック
なめこ……1パック
めかぶ（乾燥）……1袋
わかめ（乾燥）……大さじ1

*冷蔵5日間 ＊冷凍2週間

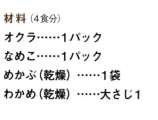

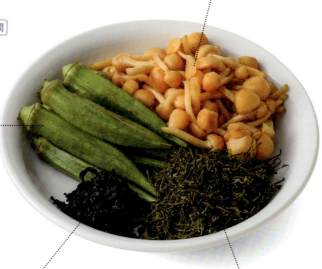

なめこ
ぬめり成分ムチンが
血糖値上昇を抑制

オクラ
血糖値を下げるペクチン
の効果に注目

わかめ
糖の吸収スピードを緩める
アルギン酸を含有

めかぶ
独特のネバネバ成分
フコイダンが
糖質吸収を防ぐ

作り方

1. わかめとめかぶは袋の表示どおりにもどす。オクラはよく洗い、小口切りにする。

2. 耐熱の器になめこ、オクラを入れ、ふんわりラップをして電子レンジで2分ほど加熱し、粗熱をとる。

3. 2に1のわかめとめかぶを加えて混ぜ合わせ、保存容器に入れて保存する。

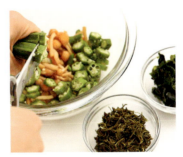

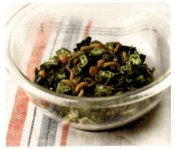

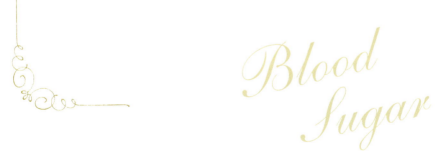

Blood Sugar

血糖値下げ「腹ペタ」スープ Basic

ピリ辛わさびで代謝アップ！ネバネバ腸健スープ

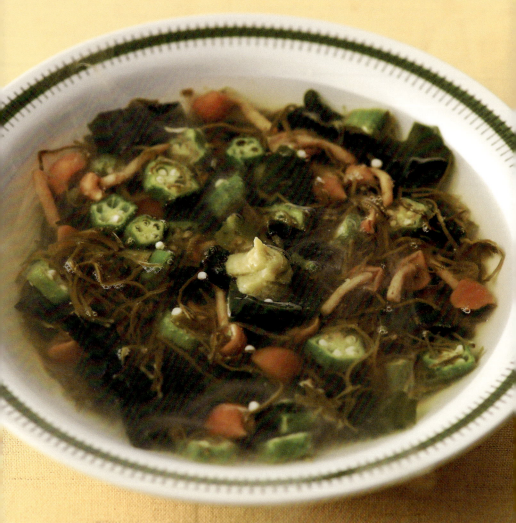

材料（1皿分）
* 血糖値下げ腹ペタスープの素……カップ½
  昆布茶……小さじ1
  水……150ml
  練りわさび……少々

作り方
1. 耐熱の器に練りわさび以外の材料を入れ、ふんわりラップをして電子レンジで2分30秒ほど加熱し、混ぜる。
2. 1に練りわさびを加える。

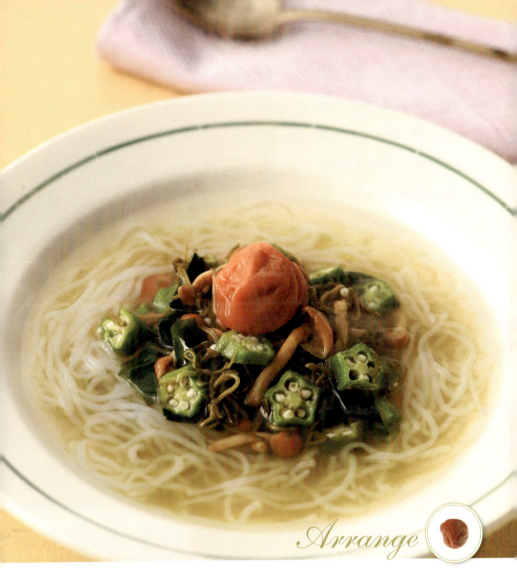

梅干しと昆布のお茶漬けスープ麺
血液サラサラ！ クエン酸で疲労回復

材料（1皿分）
* 血糖値下げ腹ペタスープの素……カップ½
* 梅干し……1個
* A ┌ しらたき……½パック(60g)
    │ 昆布茶……小さじ1
    └ 熱湯……150mℓ

作り方

1 器にAを入れてよく混ぜ、腹ペタスープの素、梅干しを加える。
  ＊しらたきのあくが気になれば、耐熱の平皿に広げ、ラップなしで電子レンジで2分ほど加熱する。

コラム 「腹ペタ」テク❺

ガマンしない ダイエット中のおやつ

ダイエット中のガマンはリバウンドの原因。
少しの甘味ならOKと、上手にかわして、
食べ過ぎないようにしましょう。

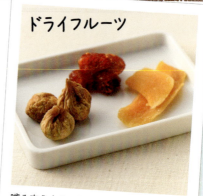

ドライフルーツ

噛み応え十分。豊富な食物繊維で
血糖値上昇を抑制。2〜3かけ程度。

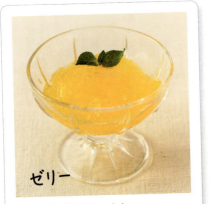

ゼリー

寒天が原材料のゼリーなら
食べても安心。3時のおやつに。

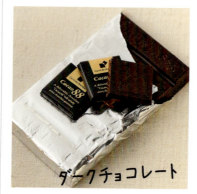

ダークチョコレート

砂糖不使用、カカオ70％以上の
ものを2〜3かけほど。

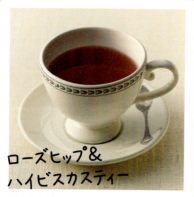

ローズヒップ＆ ハイビスカスティー

華やかな香りでリラックス。
ストレスケアのビタミンCも含有。

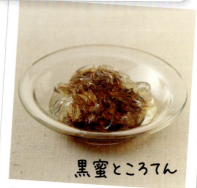

黒蜜ところてん

ゼロカロリーのところてんなら、
甘い黒蜜をかけても気にしない。

Part 4
「腹ペタ」スープだけじゃない!
美と健康のスープレシピ

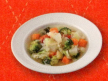

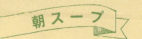

朝のエネルギー補給に最適!
お目覚め「腹ペタ」モーニングスープ

コンビニ食材で、簡単に作れる栄養満点スープ。アミノ酸が豊富な卵、代謝を上げるお酢。朝の排泄を助けてエネルギーをしっかり補給できる朝スープをご紹介。

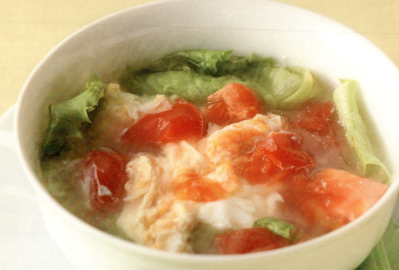

トマトとレタスと卵のスープ

栄養満点! 卵と野菜のビタミンで元気アップ

材料(1皿分)
- トマト(一口大に切る)……1/2個
- レタス(ちぎる)……1枚
- A
  - おろしにんにく(チューブタイプでも可)……小さじ1/4
  - 鶏がらスープの素……小さじ1
  - 酒……大さじ1/2
  - 水……150ml
- 卵……1個

作り方
1. 耐熱の器にトマトとレタス、Aを入れ、ふんわりラップをして電子レンジで3分ほど加熱し、混ぜる。
2. 卵を溶いて1にそっと流し入れ、再び30秒ほど加熱する。

for Breakfast

もずく酢ですっぱいスープ

血行を促し、腸内環境を整える

材料（1皿分）
もずく酢……1パック（80g）
豆腐……¼丁（60g）
おろししょうが……小さじ½

A ┌ 鶏がらスープの素……小さじ½
　├ しょうゆ……小さじ1
　└ 水……150㎖

くこの実、ラー油……各適量

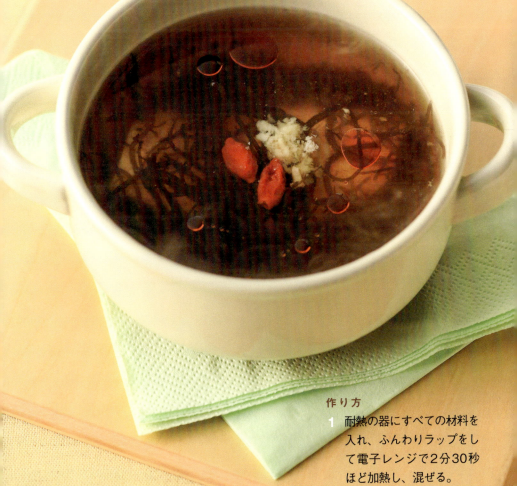

作り方
1. 耐熱の器にすべての材料を入れ、ふんわりラップをして電子レンジで2分30秒ほど加熱し、混ぜる。

じゃこと青ねぎの梅汁

カルシウムで骨強化をサポート

材料（1皿分）
ちりめんじゃこ……大さじ1
青ねぎ（刻む）……大さじ1
梅干し……1個
酒……小さじ½

作り方
1 器にすべての材料を入れて、熱湯150mlを注ぐ。

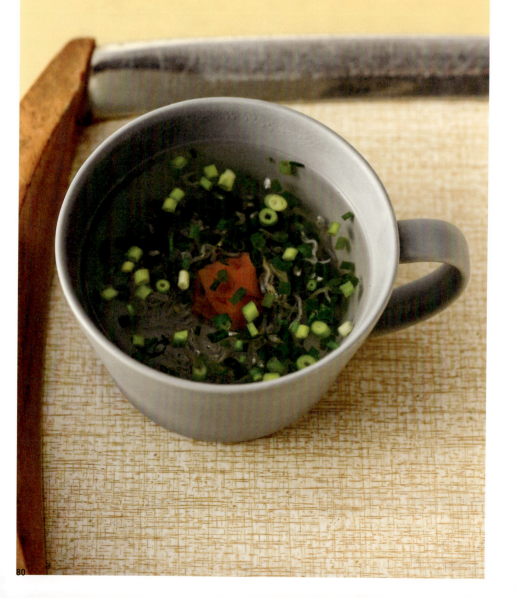

とろとろ韓国風納豆汁

ナットウキナーゼで血液サラサラ、からだのむくみを防ぐ

材料（1皿分）
納豆……½パック
コチュジャン……小さじ½
和風だしの素……小さじ¼
青ねぎ（斜め切り）……少々
いり白ごま……適宜

作り方
1 器にすべての材料を入れて熱湯150mlを注ぎ、よく混ぜる。

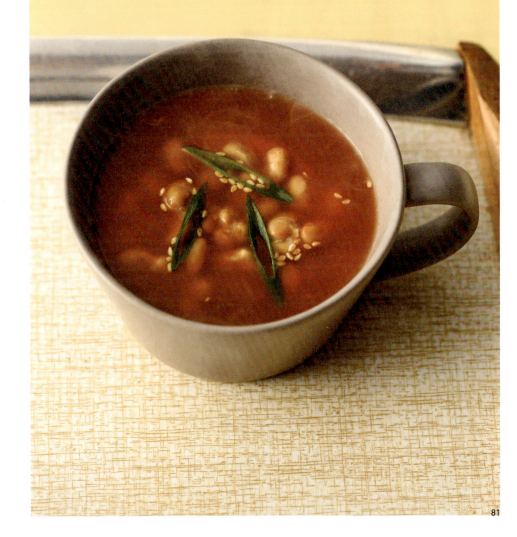

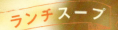

スープジャーを使って、「腹ペタ」ランチスープで代謝と元気アップ

ランチの食べ過ぎは太る原因に。お昼は手作りの熱々スープで過ごせばやせる効果大！一口飲んでホッとしたり、やる気が出たり、からだと心にうれしいスープです。

ベトナムの味
鶏肉のフォー風スープ

からだを芯から温めて代謝を上げる

材料（350mℓ用）

- ささみ……1本（50g）
- しらたき……80g
- もやし……30g
- A [ナンプラー、鶏がらスープの素……各小さじ½
    水……150mℓ]
- 香菜（シャンツァイ）、ライム（くし形切り）……各適宜

作り方

1. しらたきは耐熱の平皿に広げ、ラップなしで電子レンジで2分ほど加熱する。
2. 耐熱の器にささみ、もやし、**A**を入れ、ふんわりラップをして電子レンジで2分ほど加熱する。
3. しらたきをスープジャーに入れて、**2**を加える。好みで香菜を加え、ライムを絞り入れる。

for Lunch

コロコロ野菜の和風スープ ゆずこしょう風味

彩り野菜の抗酸化成分で美肌に

材料（350㎖用）

好みの野菜……100g
　［玉ねぎ……¼個（60g）
　にんじん、赤パプリカ、
　キャベツ、トマト……各10g］
A ┌ 押し麦……大さじ1
　│ 水……150㎖
　└ 白だし……小さじ2
ゆずこしょう……少々
黒こしょう……適量

作り方

1　耐熱の器に野菜とAを入れ、ふんわりラップをして電子レンジで2分ほど加熱する。
2　1にゆずこしょうと黒こしょうを加えて混ぜ、スープジャーに入れる。

＊スープジャーの使い方は、商品の説明書に従ってください。

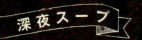

小腹が空いてきたら…… お湯を注ぐだけ！
太らない「腹ペタ」深夜スープ

お湯を注いで混ぜるだけ！ 深夜でも安心して食べられる簡単スープ。
胃腸に負担をかけず、お腹も満足！ 安眠へと導く厳選スープをご紹介します。

ふわふわ卵の 即席かきたまスープ

お湯を注ぐだけ！ からだを温める卵で安眠へ

材料（1皿分）
卵……1個
熱湯……300mℓ
A ┌ 鶏がらスープの素……小さじ1
　└ 塩、こしょう……各少々
青ねぎ（刻む）、豆腐……適量

作り方
1　器に卵を割り入れて溶きほぐす。Aを加え、ブクブクに沸かした熱湯を一気に注ぐ。青ねぎ、豆腐を加える。

After 21:00

とろろ昆布ともみのりの梅汁
梅干しのクエン酸で疲労を回復

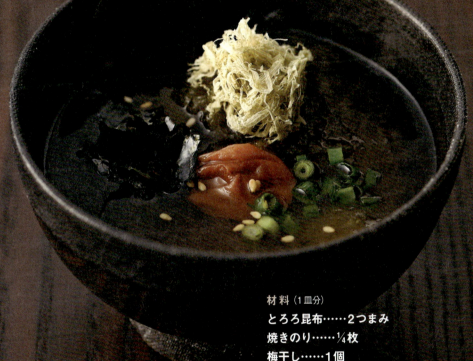

材料（1皿分）
とろろ昆布……2つまみ
焼きのり……1/4枚
梅干し……1個
熱湯……150ml
めんつゆ（4倍濃縮）……大さじ1
青ねぎ（刻む）、いり白ごま……各適量

作り方
1　焼きのりはちぎってもむ。器にすべての材料を入れて、熱湯を注ぐ。梅干しをくずして食べる。

丸ごとトマトのくずしスープ

脂肪燃焼&肌老化を防ぐ

材料（1皿分）

トマト……1個
A ┌ 顆粒コンソメスープの素
　　……小さじ1
　└ 水……150㎖
粉チーズ……小さじ1
オリーブ油、黒こしょう
　……各適宜

作り方

1 トマトはへたを取り、お尻に十字の切り目を入れる。
2 耐熱の器に1とAを入れ、ふんわりラップをして電子レンジで3分ほど加熱し、混ぜる。粉チーズ、好みでオリーブ油、黒こしょうを加える。

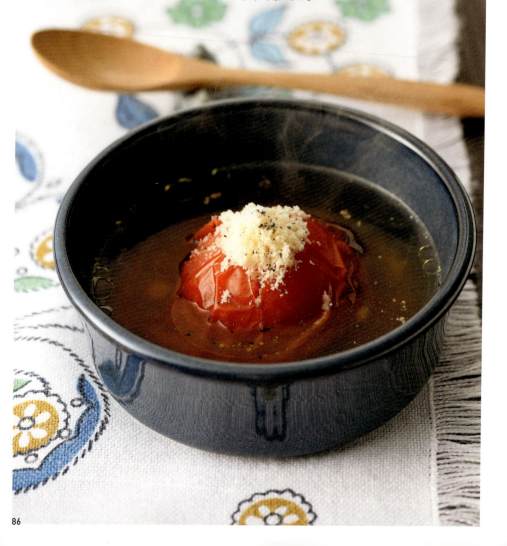

ほっこり豆乳の湯豆腐

大豆成分が脂肪蓄積を抑える

材料（1皿分）

A ┏ 絹ごし豆腐（半分に切る）
  ┃ ……⅓丁（80g）
  ┃ 無調整豆乳……100ml
  ┗ 白だし……小さじ1

おろししょうが、青ねぎ（刻む）、削り節……各適宜

作り方

1. 耐熱の器に**A**を入れ、ふんわりラップをして電子レンジで1分30秒ほど加熱する。
2. 好みで**1**にしょうが、青ねぎ、削り節を加える。

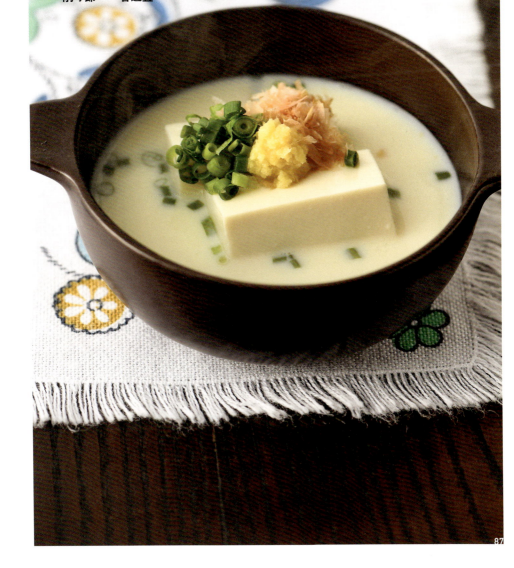

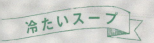

忙しい朝や疲れたとき、暑い日にも楽ちん！
火を使わない、冷製「腹ペタ」スープ

おろしトマトの宝石スープ
リコピンの抗酸化作用で美肌をつくる

材料（1皿分）
トマト……1個
玉ねぎ……1/8個
ツナ缶……1/2缶（大さじ2）
水……50mℓ

A ┌ 顆粒コンソメスープの素……小さじ1/4
  └ 湯……大さじ1

B ┌ アボカド、赤・黄パプリカ
  │ （1cm角に切る）……各20g
  └ オリーブ油、塩、黒こしょう……各適量

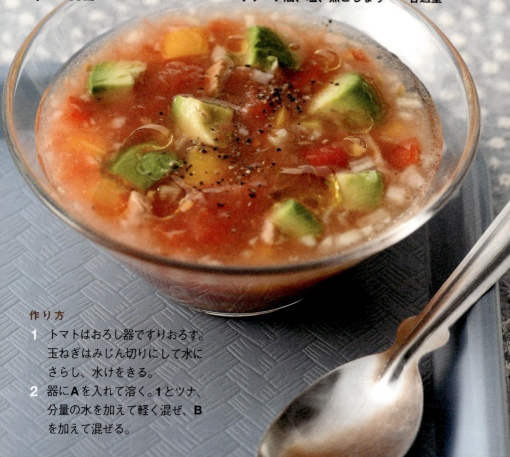

作り方
1 トマトはおろし器ですりおろす。玉ねぎはみじん切りにして水にさらし、水けをきる。
2 器にAを入れて溶く。1とツナ、分量の水を加えて軽く混ぜ、Bを加えて混ぜる。

Cold Soup

混ぜるだけ！ レンチンするだけ！ 簡単＆お手軽スープを覚えておけば、
やせる栄養を気軽にチャージ。太らない、やせ体質を維持できます。

ネバトロ野菜と温玉の冷製スープ

栄養バランス抜群！ 風邪予防にも

材料（1皿分）
オクラ（小口切り）……1本
なめこ……1/2パック
納豆……1/2パック
おろしとろろ（市販）……30g
とろろ昆布……1つかみ（3g）
温泉卵（市販）……1個
A ┃ 白だし……小さじ1
　 ┃ 水……150mℓ
いり白ごま、練りわさび、刻みのり
　……各適量

作り方

1 耐熱の器にオクラ、なめこを入れ、ふんわりラップをして電子レンジで1分ほど加熱し冷ます。

2 器に1と残りの具材を盛り、**A**を混ぜて回しかける。食べるときに混ぜる。

コラム 「腹ペタ」テク❻
切って冷凍するだけ。
いつでもスープを作れる！
ストック野菜コレクション

切って冷凍しておけば、お鍋にポン！ いつでも使える冷凍食材。きのこ類や青菜、ねぎ類などをスープに加えれば、栄養満点！ 滞った代謝を高めてくれます。

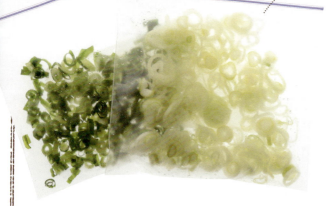

長ねぎ、青ねぎ 1束
小口切りにする。

トマト 2個
一口大に切る。

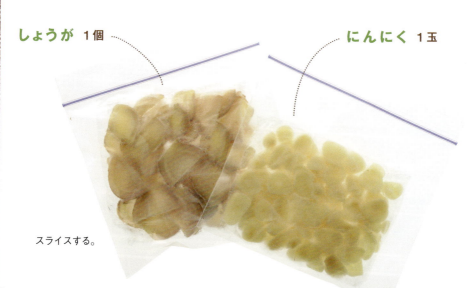

しょうが 1個

にんにく 1玉

スライスする。

column

もやし 1袋
そのまま冷凍用パックに。

パプリカ 1個
へたとわたを取り、一口大に切る。

玉ねぎ 1個
皮を除いてスライスする。

青菜 1束
水をふりかけてラップで包み、電子レンジで加熱。粗熱をとり、5cm長さに切る。
＊ほうれんそうはラップのまま水につけて粗熱をとる。ラップを外し、再び水につけてあくを抜き、水けを絞って切る。

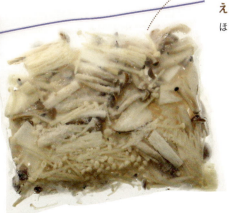

きのこミックス
好みのきのこ（しめじ、えのきだけ、エリンギ）500g
ほぐして一口大に切る。

冷凍食材

市販の冷凍食品を利用していつでも簡単にスープを作ろう

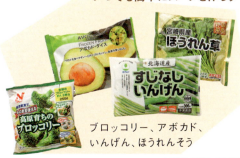

ブロッコリー、アボカド、いんげん、ほうれんそう

> column

「腹ペタ」テク❼
空腹感をガマンしない
ダイエット中のおやつ

食べたい欲求をガマンすると、もっと食べたくなるのが人間の心理。
過食したいときは歯応えのあるもの、
抗ストレス作用のある食材を選んで食べて。

あたりめ
低カロリーで噛み応え十分。育児や仕事中のムカムカ解消にも。

乳製品（チーズ、ヨーグルト）
カルシウム豊富な乳製品はイライラ解消にも最適。

かんきつ類（グレープフルーツ、オレンジ、みかん）
ストレスで失われがちなビタミンCを補給。1個食べれば大満足。

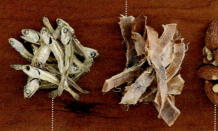

小魚（無塩ロースト）
ミネラル豊富な小魚は不足しやすい微量栄養素の宝庫。

ナッツ類（無塩ロースト）
糖質、脂質の代謝を助けるビタミンB群が豊富。

炭酸水
空腹感、イライラ解消に最適！ レモンやライムで香りをつけて。

参考文献

『最新 体にいい栄養と食べもの事典』
監修:青野治朗・松尾みゆき、編集:主婦の友社(主婦の友社)

『完全図解版 食べ物栄養事典—この症状・病気に効くこの食品、この成分』
監修:中嶋洋子・蒲原聖可・阿部芳子、編集:主婦の友社(主婦の友社)

『その調理、9割の栄養捨ててます!』
監修:東京慈恵会医科大学附属病院 栄養部(世界文化社)

『抗がん剤の世界的権威が直伝! 最強の野菜スープ』
著者:前田 浩(マキノ出版)

『「腹ペタ」スープダイエット』出版感謝キャンペーン

本書の読者のみなさまへ 「読者全員」特典プレゼントのご案内

最後までお読みいただき、ありがとうございます。感謝の気持ちを込めて、
ダイエットに役立つ! 豪華3大特典(特別書き下ろしPDF)をプレゼントいたします。

特典1 コンビニで選ぶべきフード(PDF)

特典2 あなたがやせない本当の理由 チェックシート(PDF)

特典3 幻の裏「腹ペタスープレシピ」(PDF)

ぜひ、下記アドレスに今すぐアクセスして、特典をお受け取りください。

▼専用WEBサイトはこちら

https://bit.ly/2LHZpUB

手順:WEBブラウザのアドレスバーに直接、上記URLを入力する。

＊小冊子の送付ではございません。
＊上記ご提供は予告なく終了となる場合がございます。あらかじめご了承ください。

藤井香江（ふじい・かえ）

40代から美しくやせる！ 簡単ダイエットの専門家。半年間で20kgのダイエットに成功し20年以上キープ。ジュースやスープによる独自の食事法を開発し、二度と太らない体質と健康を維持。食べても飲んでもやせる！ リバウンドなし！ 簡単メソッドが男女年齢問わず好評。「毎日の暮らしをラクにする」をテーマに雑誌やWEB連載、テレビ・ラジオなど、多方面で活躍中。著書は『「朝ジュース」ダイエット』『朝ジュース×夜スープダイエット』（ともに講談社）、『フルーツ&野菜のフレッシュジュース』（主婦の友社）など、累計36万部を超える。
詳しくはhttps://ameblo.jp/kae-recipeまで。

ブックデザイン／中川まり（ジン・グラフィック）
撮影／斎藤 浩（本社写真部）
スタイリング／すずき尋巳
料理アシスタント／川合麻衣子・伊藤みき

講談社の実用BOOK

「腹ペタ」スープダイエット
作りおきで、かんたん！

2018年9月12日　第1刷発行

著者　藤井香江（ふじい かえ）
　　　©Kae Fujii 2018, Printed in Japan
発行者　渡瀬昌彦
発行所　株式会社 講談社
　　　〒112-8001　東京都文京区音羽2-12-21
　　　編集　03-5395-3529
　　　販売　03-5395-4415
　　　業務　03-5395-3615
印刷所　大日本印刷株式会社
製本所　株式会社国宝社

落丁本・乱丁本は購入書店名を明記のうえ、小社業務あてにお送りください。送料小社負担にてお取り替えいたします。
なお、この本についてのお問い合わせは、生活文化あてにお願いいたします。
本書のコピー、スキャン、デジタル化等の無断複製は著作権法上での例外を除き禁じられています。本書を代行業者等の第三者に依頼してスキャンやデジタル化することは、たとえ個人や家庭内の利用でも著作権法違反です。

定価はカバーに表示してあります。
ISBN978-4-06-299892-5

── 講談社の好評既刊 ──

藤井香江
酵素たっぷりで「やせ体質」になる！
「朝ジュース」ダイエット
朝食をジュースにかえるだけでキレイにやせる！半年で20kgの減量に成功した著者のおいしいダイエットジュースレシピ90点を紹介
1200円

藤井香江
デトックス＆脂肪燃焼 ダブル効果でやせる！
朝ジュース×夜スープダイエット
野菜とフルーツの力で代謝が上がり、脂肪が燃える！デトックスと脂肪燃焼の2ステップでやせやすい体質をつくるメソッドを伝授
1200円

高橋義人 西園寺リリカ
30秒リンパひねりでみるみるやせる！
フリパラツイスト
30秒お腹をフリフリするだけでやせる！しかも免疫力や代謝が上がり、肩コリや姿勢改善効果まで。常識を覆す最強エクササイズ
1200円

オーガスト・ハーゲスハイマー
最少の努力でやせる食事の科学
40代からの美しい腹筋はジムではなく、食事で作られる！欧米の最先端の栄養学を日本人向けにカスタマイズ。最短でやせる食事法
1300円

北島達也
北島式 筋トレ塾
最短・最速で究極の身体をつくる
プロのアスリート、芸能人など1万人以上を指導してきたカリスマトレーナーが、週2回、10分でできるモテる筋肉のつくり方を伝授
1300円

岡部友
特製ゴムバンド付
美尻バンドトレーニング
目指すはメリハリ桃尻！「お尻だけに効く」トレーニングを美尻の第一人者が伝授。どこでもトレーニングできる特製ゴムバンド付き
1500円

表示価格はすべて本体価格（税別）です。本体価格は変更することがあります